Una Cena de Egipto en Dos Horas

"Guías Gourmet al alcance de todos."

D. José Vargas Padilla

C.V.

José Vargas Padilla, nació en Málaga, en pleno corazón de la Costa del Sol, a un paso de la Alhambra Granaina, lugar que visita todos los años. Educado por Jesuitas en su tierra natal, donde adquirió el hábito de ser lector voraz y crítico. A posteriori, entre su formación adquirida, podemos destacar su Máster en "Gestión de Residencias y Servicios para la Tercera Edad", además de su especialización en "Administración y Gestión de Empresas". Viajero apasionado y Chef los fines de semana, trabaja desde hace mas de una década en Web Design y Nuevas Tecnologías, otra de sus grandes pasiones.

ISBN-10: 1544165773
ISBN-13: 978-1544165776

www.guiasgourmetparacurrantes.com
Email: info@guiasgourmetparacurrantes.com

Printed by CreateSpace

Contenido

Contenido

Dedicatoria

A mi madre, a mi padre y a la familia…

A Berni, la ANTI Chef…

A los lectores…

Prologo

PARA EMPEZAR

todos nos ha sucedido alguna vez acudir a la típica invitación a cenar en casa de unos amigos, y encontrarnos con un par de pizzas congeladas del supermercado, la botella de Cola de turno, y de postre, un helado horrible envuelto en cartón. .

Peor aún, si es una invitación de un chico o chica que nos atrae, que nos hace salir corriendo, y mientras llegamos al coche, ir bloqueándolo/a de nuestro whatsapp…

Y si somos nosotros los que cocinamos o chefeamos, el anfitrión como dicen, mejor olvidarnos de que vuelvan a repetir en alguna ocasión, y la segunda vez, para lavarnos la conciencia, invitamos a un buen restaurante, que liquida nuestra VISA, perdiendo en un par de horas toda esa paga extra que tanto esfuerzo nos costó conseguir.

Lo de la VISA está bien si ganamos un mínimo de 6.000 euros al mes, ya que fundirnos mil euritos al mes en invitaciones, solo es calderilla, pero con esos sueldos yo no conozco a nadie, son como los billetes de 500 euros o las Meigas o Brujas gallegas, existir existen, pero nadie los has visto nunca jamás.

Si somos un chico o chica buscando el amor de nuestros sueños, con un sueldo normal, mejor olvidarnos de ese sueño, si no somos capaces de preparar una cena digna, pues un chico que cocina como dios manda, da tantos puntos como ser alto, y si eres una chica que cocina, los chicos suelen ser bastantes "simples" y enamorarlos por el estómago . Es una herramienta muy eficaz.

Como les digo a mi amigo Alfonso y a mi amiga Berni, aprende a cocinar o chefear, si queréis conservar a las amistades o encontrar una pareja estable, jejeje.

Sin ser unos genios de la cocina, en un par de horas podemos prepara unas cenas casi gourmet, que de paso llenara nuestro frigorífico para dos o tres días, es más sencillo de lo que parece, primero es tener unos condimentos básicos, que duran meses, luego comprar con un día de antelación, los productos frescos necesarios, y el día D, cocinar con un par de horas de antelación.

Hasta en el Facebook serán subidas las fotos de esa gran cena, serás la comidilla de los amigos o amigas de tus invitados, algo que no habrás logrado con carísimas cenas en buenos restaurantes...

Pues ya sabéis, preparar una Cena Egipcia, os hará ascender de nivel, y aquí tenéis las claves, es decir, los condimentos, ingredientes, cacharos y recetas para conseguirlo, animo, es posible...

Ánimo, es posible!

OTROS

La información presentada en esta obra es simple material informativo y no sustituye la consulta de cualquier otro profesional.

El autor y el editor están exentos de toda responsabilidad sobre daños y perjuicios, pérdidas o riesgos, personales o de cualquier otra índole, que pudieran producirse por el mal uso de la información aquí proporcionada.

Y sobre todo a los que lean este libro Una Cena de Egipto en Dos Horas, que espero les sirva para disfrutar de un buena cena, y si lo desean, aporten ideas y propuestas para su ampliación, para lo cual les dejo mi contacto:

Email: info@guiasgourmetparacurrantes.com

OTROS LIBROS COLECCIÓN: UNA CENA EN DOS HORAS.

⇨ **Una Cena Árabe en Dos Horas.** A la venta en Amazon.

⇨ **Una Cena Marroquí en Dos Horas.** A la venta en Amazon.

⇨ **Una Cena de Túnez en Dos Horas.** A la venta en Amazon.

⇨ **Una Cena de Egipto en Dos Horas.** A la venta en Amazon.

⇨ **Una Cena de Siria en Dos Horas.** A la venta en Amazon.

⇨ **Una Cena del Líbano en Dos Horas.** A la venta en Amazon.

⇨ **Una Cena Turquía en Dos Horas.** A la venta en Amazon.

⇨ **Una Cena de Persia en Dos Horas.** A la venta en Amazon.

⇨ **Una Cena de Palestina & Israel en Dos Horas.** A la venta en Amazon.

⇨ **Una Cena Andalusí en Dos Horas.** A la venta en Amazon.

OTROS LIBROS RECOMENDADOS.

⇨ **Café Gourmet para Currantes.** A la venta en Amazon.

⇨ **De la Alhambra a la Mezquita de Córdoba. El Arte Andalusí.**
A la venta en Amazon.

El Origen

"Una Cena de Egipto en Dos Horas"

2. EL ORIGEN

2.1 INTRODUCCIÓN.

La Gastronomía de Egipto, quizás la más antigua del Mediterráneo, cuyos orígenes se remontan a los Faraones del Antiguo Egipto, que nos legaron esas Pirámides varias veces milenarias, y algunos ingredientes que aún perduran en sus platos, siendo el Pan, elaborado como mínimo 1000 años antes del nacimiento de Cristo, en ese Valle del Nilo.

Hablar de Gastronomía Egipcia, es hablar de La Dieta Mediterránea o Gastronomía Mediterránea Primigenia, rica en verduras, hortalizas y legumbres, trigo o cebada, algo de pescado y poco consumo de carnes, destacando las Habas o Judías, consumida ya en tiempo de los Faraones, pero es cuando ya esos Reyes considerados Dioses empiezan a decaer, se convierte en un plato fundamental, el pilar de la vida gastronómica actual de Egipto.

Cierta influencia de la Gastronomía Africana, aún perdura, pero difuminado entre la Gastronomía del Antiguo Egipto y la Gastronomía Mediterránea Primigenia, además de recetas de otro pueblos que llegaron a ese Valle, ya sea el Humus Romano, gracias a los Garbanzos Asirios o Kurdos.

El Islam ha marcado más de mil años de su historia, y eso se nota en su Gastronomía, con abundante uso de las especias y plantas aromáticas, sin olvidar el Arroz, uno de los ingredientes básicos en los fogones populares, introducido en un temprano Siglo VII, siendo actualmente el mayor productor de Oriente Medio.

Aunque dominado por los conquistadores Otomanos e Ingleses, su rastro culinario es escaso, ya que sus platos eran consumidos por las elites, tan minoritarios, que poco traspaso a las clases populares, que representan el 99% de la población, lo más destacable son los postres de Levante y oriente Medio, como la Baklava, que aun consumen en días festivos.

2. EL ORIGEN

2.2 EL ANTIGUO EGIPTO.

El Neolítico o revolución agrícola debió producirse en ese Valle del Nilo, rico en limo, abono natural, hace ya 7.000 u 8.000 años, siendo mil años después cuando este amplio territorio empieza a ser unificado por Reyes, ya considerados dioses, que regulan el rio Nilo y las fértiles tierras, plantando de manera eficaz los primeros ingredientes, básicos de la dieta egipcia, el Trigo o Pan, y la Cebada o Cerveza, esta última ya desparecida por influencia del Islam.

La Carne, reservada a las elites, y en días festivos de gran importancia, al pueblo, estaba formada por Aves, plato aun popular, el Cordero que aún mantiene gran importancia y el Cerdo, prohibido por el Islam, pero consumido por los cristianos coptos, que aun representan varios millones en el Egipto del Siglo XXI.

Mayor importancia en la dieta diaria, ha tenido el pescado, el Mujol asado o las Gambas de Alejandría, una exquisitez, además de otros que cada vez han tenido más importancia, como la Bacaladilla o las Sardinas.

Aunque hay un consumo de habitual de verduras y hortalizas en aquellas lejanas épocas, las Legumbres, ya sean lentejas o guisantes, y sobre todo las Habas, de obligado consumo diario, eran los pilares de su alimentación.

El Pan y las Habas, ingredientes de la cocina del Antiguo Egipto, continúan siendo la base de su alimentación, y el tercer hermano, la Cerveza de cebada, hace siglo que desapareció de sus platos…

2. EL ORIGEN

2.3 LA DIETA MEDITERRÁNEA PRIMIGENIA.

Esa maravilla Gastronómica, llamada por algunos agricultores el Oro amarillo, pero conocido por todos como Aceite de Oliva Virgen, era utilizado en el Antiguo Egipto como elemento destinado a la iluminación o estética, que con el paso de los siglos, se ha convertido en un alimento necesario en sus cocinas, tanto para frituras como para aliños de ensaladas.

Cultivados en los grandes oasis que están situados en la lejanía del Valle del Nilo, su uso primigenia era como aceitunas de mesa, que la cual es el segundo productor mundial, y grandes apasionados de su sabor hasta los egipcios más humildes, siendo a posterior, cuando se inició la costumbre de extraer el Aceite de las mejores Olivos para el consumo humano, aunque al producción representan un séptimo del total mundial, es insuficiente para sus casi cien millones de habitantes, importándose grandes cantidades de aceite procedentes del Mediterráneo.

El Pan y el Trigo, tradición de la época de los faraones, aún perduran, como alimentos básicos, respetando otro de los ejes de la Dieta Mediterránea.

Las Verduras y Hortalizas, ya sean el Ajo, la Cebolla, el Tomate o las Espinacas, forman parte de su dieta diaria, complementada por la legumbres, la Haba como base de cualquier plato, reforzadas por las lentejas, guisantes o los garbanzos.

La producción de fruta siempre fue pequeña, destinada a las elites, aunque una clase media, ya la ha incorporado a su dieta diario, las producciones son mayores, en parte destinada a la exportación.

En conjunto, una dieta equilibrada y sana, para los que pueden permitírsela, que no son la mayoría, predominado los cereales o habas entre los menos pudientes, aunque saludables, sin una actividad física diaria, podrían padecer el eterno problema de Obesidad de Europa.

2. EL ORIGEN

2.4 LOS INVASORES: ASIRIOS, ROMANOS, GRIE-GOS...

Demasiadas Invasiones, pocas pacíficas, casi todas violentas, que han tratado de dominar ese amplio Delta del Nilo, dejando poco a su paso, pero siempre algún ingrediente para los fogones populares o de las elites...

Asiria, que sería el Kurdistán actual, lugar donde nació el Garbanzo, lucharía durante siglos contra el Egipto Antiguo, donando a cambio este legumbre, que es frecuente ver en sus fogones, o los Griegos herederos de Alejandro Magno, que impulsan la pasión por el aceite de Oliva, o el Imperio Romano, que les deja el Humus o puré de garbanzos.

El Falabel o Albóndigas de garbanzos, traído por algunos de estos conquistadores, se recicla utilizando habas en su lugar, dándole una personalidad propia, el Falafel de Habas, y lo mismo sucede con otros platos, como el Humus de Habas...

Las continuas Guerras con Nubia, poderoso Imperio, situada entre el Egipto Antiguo y Abisinia o Etiopia, hacen llevar ingredientes propiamente africanos, a la Gastronomía Egipcia, como los Cacahuetes o la Mulukhiyah, hierbas cocinadas como sopa, y otros como el Gombo o bamias...

Diversas influencias culinarias, que poco a poco, se han adaptado a las costumbres locales, procedentes de un sinfín de Imperios...

2. EL ORIGEN

2.5 EL ISLAM O LA GASTRONOMÍA ÁRABE.

El Levante del Mediterráneo, formado por Líbano, Palestina reconvertida en Israel, Siria, el Kurdistán e inclusive Jordania, hermano del Oriente Medio, tiene unas características comunes, como el uso de cereales no refinados, en sus platos principales, las albóndigas o metas, y las omnipresentes berenjenas, en este caso, que llegan a Egipto gracias al Islam, formando parte de la llamada gastronomía Árabe.

No es entendible la Gastronomía de Persia sin la India, que ya mantenía un próspero intercambio en tiempo de los Aqueménidas y su nuevo conquistador, Alejando Margno, llego hasta las orillas del Indo, en la actual India, desde Persepolis, capital del Imperio Persa conquistado, y dos productos fueron los amados por esta gastronomía, procedentes del Valle del Indo, las especias y el arroz, que los primeros se incorporan a la Gastronomía Egipcia, con pasión y devoción.

Las legumbres, aparte de los garbanzos, de uso masivo en la Gastronomía del Levante, las lentejas se vuelven habituales, sin olvidar las berenjenas, otro clásico, o los fideos, padres de los espaguetis italianos, llegados a través de la India, de la lejana China, se incorporan al recetario egipcio..

Los Dátiles, se convierte en otra pasión de los Egipcios con la llegada del Islam, de obligado uso en el Ramadán, en ese largo mes de Ayuno, sin olvidar los aromas de Azahar o de Rosas, que se incorporan a muchos de los platos más delicados…

2. EL ORIGEN

2.6 LOS OTOMANOS Y LOS INGLESES.

El Imperio Otomano, que desde su capital, Estambul, nuevo nombre de la bizantina Constantinopla, gobiernan un inmenso territorio, siendo este Egipto un protectorado turco, estando el gobierno local en manos, de un Ejército de terribles mercenarios o mamelucos, reclutados entre los hijos de los cristianos sometidos por los turcos, y convertidos a la fuerza al Islam.

Como antiguos soldados, cierta austeridad en su alimentación es habitual, pero una gran pasión por los postres les llena, en parte por ese aporte energético extra necesario en las múltiples razias o batallas realizadas contra los campesinos egipcios, cansados de tanto expolio, siendo la Baklava el ejemplo más representativo del postre adoptado por la cocina egipcia.

Napoleón desembarca a principios del Siglo XIX, y los vence, pero su gobierno es breve, siendo los Ingleses sus sucesores, que dominan de manera encubierta durante más de un siglo este Egipto milenario.

Estos Ingleses, al carecer de una autentica Gastronomía propia, no dejan legado alguno, quizás el Algodón, que se vuelve de cultivo masivo, destruyendo a su paso, cultivos de primera necesidad, que genera aún más pobreza...

La Patata, producto originario de las Américas, traído a Europa por los españoles, fue introducida de mano de los ingleses en el Siglo XIX, pero su producción no despego hasta principios del XX, como alimento base para los docenas de miles de soldados ingleses desplegados para luchar contra el moribundo Imperio Otomano, siendo actualmente Egipto el mayor productor de toda África.

2. EL ORIGEN

2.7 LOS COPTOS, UN PUEBLO OLVIDADO

Los Coptos, los cristianos que aún perduran en ese Egipto musulmán, que son más de diez millones en ese mar de casi cien millones de personas, que es el Egipto actual.

Considerados los descendientes directos de los primeros egipcios, que crearon esas inmensas Pirámides que docenas de siglos después aun nos maravillan, también conservan un idioma propio o Lengua Copta, utilizado en la liturgias, descendiente directo del idioma de los jeroglíficos de los faraones o demótico, pero ya en alfabeto griego.

Aunque la mayor parte de su Gastronomía propia está casi desaparecida, algo de ganadería porcina aún perdura, y pequeñas plantaciones vides, para los actos litúrgicos, y para las cenas navideñas.

Una receta típica navideña, es el Kahk El Eid, un postre a base de harina, mantequilla y azúcar, destinado a compartir con sus vecinos musulmanes, como acto de hermanamiento, aunque el resurgir de cierto islamismo radical, solo ha conllevado una menor convivencia entre ambas comunidades, en parte por la dejadez de los gobernantes.

2.8 RECAPITULANDO

E lpasado del Antiguo Egipto de las Pirámides, que han dejado un legado culinario, basado en el Pan y las Habas.

La Dieta Mediterránea o Gastronomía Mediterránea Primigenia, rica en verduras, hortalizas y legumbres, trigo o cebada, algo de pescado y poco consumo de carnes, aún perdura, pero con ciertas limitaciones.

La influencia de la Gastronomía Africana, con los Cacahuetes o la Mulukhiyah además de recetas de otro pueblos que llegaron a ese Valle, ya sea el Humus Romano, gracias a los Garbanzos Asirios o Kurdos.

La influencia de la Gastronomía Árabe, con docenas especias aportada por Persia, el Arroz, los aromas naturales de flores…

La influencia Otomana en los postres como la Baklava o la Inglesa con el Algodón o las Patatas, y para despedirnos, la Copta, descendientes de los primeros Egipcios, que aun consumen, de manera oculta algo de carne de cerdo y vino en los actos litúrgicos…

Lo Básico

"Una Cena de Egipto en Dos Horas"

3. LO BÁSICO

3.1 INTRODUCCIÓN

C ocinar, ya sea físicamente o metafóricamente, nos exige antes que todo, pasión por descubrir, por hacer, por arriesgarnos.

√ Algunos cacharros, algunos ingredientes y especias o condimentos, si nos decidimos por cocinar, menos de los que puedes imaginar, y más económicos de lo que pueden parecer.

Esa vieja excusa, de que no me SALE, que tanto me repiten mis amigos Alfonso y Berni, son sólo excusas, aunque reconozco que hacer una receta o cena digna en diez minutos y dedicar luego dos horas a estar chateando, es algo difícil, o más bien incompresible, mejor utilizar la música para inspirarnos y olvidarnos unos minutos de las redes sociales…

3. LO BÁSICO

3.2 PASIÓN

Con Pasión, como si nos hubiéramos vuelto a enamorar con quince años, en la vida, en el trabajo y en la Cocina, requisito básico para viajar o cocinar, es el primer pilar de la felicidad en cualquier actividad de nuestra vida

√ Repito, la Pasión es parte de la Cocina, de la Amistad, del Trabajo, del Enamorarse, del Leer, del Bailar, del Viajar, hazlo todo con Pasión, inclusive preparar esta cena árabe para tus invitados o para ese chico/a que pretendes enamorar…

Vuélvete a enamorar como si tuvieras quince años…

3. LO BÁSICO

3.3 CÓMO COCINAR

Cocinar con Pasión, dedicarle algún tiempo (no es necesario tanto como el Facebook o el Whatsapp) y una cocina a gas, de toda la vida.

√ Cocina a Gas, como todos los restaurantes que sirven platos de calidad, o como cocinaban nuestros padres, la típica Bombona de Gas, o como siguen cocinando en el 90% de los países del mundo, incluído Siria.

Ciertos modernismos, son incompatibles con la calidad en la cocina, aunque son magníficos para calentar basureo industrial azucarado, y por ello, ya hace muchos años, que descarté la cocina eléctrica, y de paso, ahorrándome docenas de euros cada año en electricidad, ya que el ahorro es casi un 50% si adquirimos butano.

√ Descubrir esos aromas inconfundibles que aún perduran en ciertos mercados andalusíes, que no debemos confundir con esa nuevo modismo, "mercados Gourmet" o más bien, restaurantes postmodernos a precios inalcanzables, son infinitos en cualquier país árabe, gracias a esa maravilla llamada "especias".

Especias y más especias de calidad, fácilmente distinguibles por su efecto saturado de nuestro olfato, ya sólo adaptado al aceite procesado y al azúcar.

√ Caminando por cualquier playa de este Mediterráneo, en esos preciosos amaneceres primaverales, nos roza una brisa fresca, y así deben ser los ingredientes de nuestros platos, FRESCOS, sin esa frescura, no podremos cocinar platos maravillosos, de esta cuasi extinta Gastronomía del Sur del Mediterráneo Europeo, que aun perdura en el Norte de África o en el Levante.

Fruta y Verduras fresca, Pescado recién desembarcado por esas pequeñas barcas marineras, Carnes de matanzas artesanales, todo ello lo encontrarás en la Gastronomía Siria, y con un poco de esfuerzo, en multitud de Mercados, Carnicerías y Fruterías de este país llamado España, eso sí, tendremos que hacer el esfuerzo de alejarnos de tantos y tantos Supermercados.

3. LO BÁSICO

3.4 CACHARROS

Unos clásicos de la Cocina del Líbano, la Fuente de Barro y un juego de Tazas de Café de Ceramica o una Vajilla Chic, poco mas necesitamos.

√ **Beram,** la fuente circular de barro de toda la vida, opcionalmente con una tapadera en forma de cono o volcán, con un agujero en la parte superior, para realizar cocciones sin prisas y conservar los aromas.

Opcionalmente, existen de tamaños pequeños, que se utilizan para presentarlos de manera individual a cada comensal, pequeños lujos para la clase pudiente de Egipto y los archí conocidos turistas.

*En Bazares Chinos lo venden por menos 10€, a un precio algo superior en Carnicerías Halal, o en cualquier Zoco del Magreb, por un precio que depende de lo que quieras pagar.

√ **Tetera Marroquí,** de color plata, y decoradas con inscripciones andalusíes, otro clásico de la Gastronomía del Magreb y Egipto.

Opcionalmente, un juego de vasos de té, decoradas con inscripciones andalusíes, con su bandeja correspondiente, también decorada, completa el look teteril.

*En Bazares Chinos o Ikea lo venden por menos 10€.

3. LO BÁSICO

3.5 RECORDANDO

Cuatro son solo que debemos recordar:

√ PASIÓN al caminar, al probar, al saborear...

√ COCINA A GAS y productos frescos, que aún perduran en Mercados...

√ BERAM, hermana de las viejas ollas y fuentes de barro, ya utilizadas en la lejana babilonia...

4.

Ingredientes Básicos: Especias, Condimentos y Otros.

"Una Cena de Egipto en Dos Horas"

4. Ingredientes Básicos: Especias, Condimentos y Otros.

4.1 INTRODUCCIÓN

E specias y más especias, el gran secreto de los grandes Chef.

√ Las Especias, alguna procedentes del Lejano Oriente, ya consumida hace miles de años, en lugares tan distintos como el Egipto de los Faraones o la Persia de los Aqueménidas, permitían eliminar esos olores pestilentes, de cuando no existían las neveras, y de paso, saciaban rápidamente.

√ Las Hierbas Aromáticas, ya más típicas del Mediterráneo, generan pequeños aromas y frescor en los platos, sin matar sus olores naturales.

√ Los Condimentos, una fusión de diversas hortalizas, hierbas aromáticas y especias, que cada país o región ha adaptado a su idiosincrasia, va desde la Salsa de Soja al Ají Amarillo, las cuales representan lo mejor de la Gastronomía de cada Continente.

√ Otros Ingredientes, como los Olivas o Aceitunas, las Habas, el Pan, el Te, son otros pilares de esta rica gastronomía Egipcia.

4.2 TOP ESPECIAS, HIERBAS AROMÁTICAS Y CONDIMENTOS

L O BÁSICO, como:

√ El COMINO, ya utilizado por los egipcios, cuando construyeron las pirámides, con un sabor que nos recuerda levemente al anís, pero con mayor intensidad olfativa, la mezcla perfecta de lo dulce y amargo, suave y picante.

En la Sección Árabe del Carrefour, en Tiendas o Carnicerías Árabes, podrás adquirir todos estos ingredientes, por un precio módico.

√ El CILANTRO, con su aroma cítrico, ya casi extintos en la cocina mediterránea occidentalita, pero obligatorio en los países árabes mediterráneos y latinoamericana, tanto molido como en granos, y en ocasiones fresco, son utilizadas en Egipto.

En la Sección Árabe del Carrefour, en Tiendas o Carnicerías Árabes, podrás adquirir el Cilantro Molido, por un precio módico.

En la Sección de Especies en el Carrefour, de la Marca Carmencita o en Tiendas o Carnicerías Árabes, podrás adquirir el Cilantro en Grano, por un precio módico.

En la Sección de Verduras refrigeradas de Mercadona, podrás adquirir el Cilantro Fresco, por un precio módico.

√ El DUKKAH, una mezcla de especies y frutos secos es exclusiva de Egipto, que entre sus ingredientes destaca la Alcaravea, el Cilantro en granos, el Ajo en polvo y el pimientos seco picante, utilizado para marinadas de cordero, salsas de tomate o en diversos platos de carne, cocinados en cazuelas de barro o en tajines.

4.2 TOP ESPECIAS, HIERBAS AROMÁTICAS Y CONDIMENTOS

Adquirirlo es más complicado, pudiéndose encontrar en la web www.cocinista.es o si somos intrépidos, prepararlo en casa como buenos aprendices de Chef:

Ingredientes: 50g de Avellanas peladas y sin piel, 50g Frutos secos (almendras, piñones), 50g de semillas de Sésamo, 10 gramos de Cilantro en grano, 5 gramos de semillas Comino, 5 gramos de Pimienta negra. Y 5 gramos de sal de Maldon.

Tostamos las avellanas y los frutos secos en una Sartén, hasta que empiecen a dorarse y sea fácil quitarles la piel, y reservamos.

Tostamos las semillas de Sésamo en una Sartén, hasta que empiecen a dorarse y reservamos.

Echamos primero las especias en un Mortero de madera, y machacamos unos minutos, a continuación echamos los frutos secos, machacándolos hasta que se rompan en trocitos pequeños, y listo, recuerda, que deben estar fríos los frutos secos y el sésamo para machacarlos, sino, se nos hará un amasijo horrible.

√ El KEFTA, condimento para todo tipo de carnes, otra mezcla exclusiva especias y hierbas aromáticas de los países árabes, que puedes probar en Estambul, en Rabat o el la lejana Samarcanda.

En la Sección Árabe del Carrefour, en Tiendas o Carnicerías Árabes, podrás adquirir todos estos ingredientes, por un precio módico.

√ El PEREJIL, la reina de las plantas aromáticas del Mediterráneo, utilizada ya por los romanos y griegos hace dos mil años, aporta un frescor extra nuestros platos

En la Sección de Verduras de cualquier Supermercado, podemos adquirirla Fresca sin ninguna dificultad, y en Tiendas o Fruterías de Barrio, suelen entregarla de regalo, al hacer una compra de frutas o verduras.

4.2 TOP ESPECIAS, HIERBAS AROMÁTICAS Y CONDIMENTOS

√ El PIMIENTO Picante, llamado Chile o Cayena o Guindilla, de pequeño tamaño y desecado, pero inmenso picor, es original de las Américas, pero adoptado por todas las Gastronomías, inclusive algunos se creen que son propias, pero su historia culinaria apenas tiene cinco siglos.

En la cualquier Supermercado, podemos adquirirlo entero y seco, que es la manera más adecuada para nuestros platos.

√ La PIMIENTA NEGRA, con su sabor fuerte y picante, pero refrescante al paladar, ya importante en tiempos de los romanos, procedentes de la lejana Asia.

En la Sección Árabe del Carrefour, en Tiendas o Carnicerías Árabes, podrás adquirir todos estos ingredientes, por un precio módico.

√ El SESAMO o Ajonjolí, con cierto aroma a nuez, e ingrediente básico del numerosos postres y platos maravillosos, como el Humus.

En la Sección Árabe del Carrefour, en Tiendas o Carnicerías Árabes, podrás adquirir todos estos ingredientes, por un precio módico.

4.2 TOP ESPECIAS, HIERBAS AROMÁTICAS Y CONDIMENTOS

L O COMPLEMENTARIO, como:

√ La CÚRCUMA es poco utilizado por estos lares, aunque existen algunos buenos motivos para añadirlos a esta lista de opcionales, es el sustituto ideal al carísimo Azafrán, además, la curcumina en diversos estudios está vinculado a la prevención del cáncer, repito prevención.

En la Sección Árabe del Carrefour, en Tiendas o Carnicerías Árabes, podrás adquirir todos estos ingredientes, por un precio módico.

√ La HIERBABUENA, es en realidad una extraña fusión entre algunas variedades de Menta, destacando por ese olor o perfume a fresco, que nos hace resaltar muchos platos.

En la Sección Árabe del Carrefour, en Tiendas o Carnicerías Árabes, podrás adquirir todos estos ingredientes, por un precio módico.

√ El JENJIBRE, con sabor agrio y picante, da un toque picante y a la vez fresco a los platos, es un remedio de la medicina tradicional india y china, como antiinflamatorio natural.

En la Sección Árabe del Carrefour, en Tiendas o Carnicerías Árabes, podrás adquirir todos estos ingredientes, por un precio módico.

√ La MENTA, la planta madre de la Hierbabuena, y fresca debe ser, destacando por ese olor o perfume a fresco.

En la Sección Árabe del Carrefour, en Fruterías, Tiendas o Carnicerías Árabes, podrás adquirir todos estos ingredientes, por un precio módico.

4.2 TOP ESPECIAS, HIERBAS AROMÁTICAS Y CONDIMENTOS

√ La MEJORANA o en su defecto, su hermano mayor el OREGANO, con un sabor aromático y balsámico, y su alto nivel de antioxidantes (esos tan famosos que dicen que nos protegen del envejecimiento), es imprescindible en nuestra cocina.

En la Sección Árabe del Carrefour, en Fruterías, Tiendas o Carnicerías Árabes, podrás adquirir el Orégano, por un precio módico.

Más difícil es adquirir la Mejorana, aunque en el Carrefour, de la Marca Ducros, podrás adquirirla o en Tiendas de Especias, de mayor calidad a un precio económico.

√ El CARDAMONO, típico de la Gastronomía de la India, y habitualmente utilizado en los Currys, pero en los países árabes, por influencias Otomanas, se emplea en el Café Turco, consumido con el nombre de Café Egipcio, en cualquier cafetería de El Cairo.

Un poco más difícil es adquirirlo, aunque en el Carrefour, de la Marca Carmencita, podrás adquirirla o en Tiendas de Especias, de mayor calidad a un precio económico.

√ La CANELA, en rama, habitualmente utilizada en postres tradicionales, y en la viejas historias bíblicas, del Rey Salomón con la Reina de Saba, le daban un uso más afrodisiaco.

En la cualquier Supermercado, podemos adquirir unas ramas de canela, que es la manera más adecuada para nuestros platos.

√ La FLOR DE HIBISCO o Karkade, es la base para una bebida o Te tradicional, ya consumido por los Faraones, de hermoso color rojizo, utilizado para dar la bienvenida a nuestros Invitados, en cualquier evento social o familiar.

Aunque no lo venden en supermercados, en cualquier Tienda de Especias o Herbolarios lo encontraras con facilidad, siendo numerosas las web que los envían a casa, como www.latiendadelasespecias.com

4.2 TOP ESPECIAS, HIERBAS AROMÁTICAS Y CONDIMENTOS

√ La ALCARAVEA, también es conocido como comino del campo o catetil, por su parecido con este clásico de la cocina árabe, el Comino, aunque su intensidad es menor, y sus aromas varían.

Aunque no lo venden en supermercados, en cualquier Tienda de Especias o Herbolarios lo encontraras con facilidad, siendo numerosas las web que los envían a casa, como www.latiendadelasespecias.com

√ La PIMIENTA BLANCA es la semilla de Piper o Pimienta, la cual se utiliza más como sazonador (igual que la sal) que por sus aromas, ya que es más suave.

En la Sección Árabe del Carrefour, en Fruterías, Tiendas o Carnicerías Árabes, podrás adquirir todos estos ingredientes, por un precio módico.

4.3 TOP INGREDIENTES

L O BÁSICO, como:

√ AGUA DE AZAHAR, con sus notas frutales, que nos trae a nuestra cocina el aroma a los flores de los naranjos en primavera.

En la Sección Árabe del Carrefour, en Fruterías, Tiendas o Carnicerías Árabes, podrás adquirir todos estos ingredientes, por un precio módico.

√ ENCURTIDOS, las aceitunas de toda la vida, maceradas de manera natural, con productos naturales como la sal, que aún podemos conseguir en muchas Tiendas o Mercados, y otros como los Limones encurtidos, ya no tan tradicionales por estos lares, pero imprescindibles en la cocina del Magreb.

En el Carrefour, en Mercado y Tiendas de Barrio, en Tiendas o Carnicerías Árabes, podrás adquirir todos estos ingredientes, por un precio módico.

√ FRUTOS SECOS, que solemos confundir con las semillas de plantas o arbustos, desde las típicas almendras, pasando por Piñones o dátiles…

En el Carrefour y otros Supermercados, en Mercado y Tiendas de Barrio, en Tiendas o Carnicerías Árabes, podrás adquirir todos estos ingredientes, por un precio módico.

√ TÉ, la bebida por antonomasia, pero quizás no lo sabes, las hojas de buen Té que se utilizan en todo el Mundo Árabe, es Té Verde de calidad de China, aunque en Egipto también se consume mucho Té Negro, quizás más que del Verde.

Té Verde de la marca Mogador, en Carrefour, o en Tiendas de Tés o en Carnicerías Árabes, podrás adquirirlo.

Té Negro, el más clásico importado de Sri Lanka, que podemos adquirir por poco más de un euro, en el súper Aldi, de la marca Westminster, o el más

4.3 TOP INGREDIENTES

pudiente, el Té negro de Kenia, más difícil de encontrar en Súper, pero en Tiendas de Té especializadas, lo obtendrás sin dificultad.

√ TAHIN, con cierto aroma a nuez, e ingrediente básico del numerosos postres y platos maravillosos, como el Humus, es una pasta de sésamo molido tostado, mezclado aceites, agua, sal, etc.

En la Sección Árabe del Carrefour, en Tiendas o Carnicerías Árabes, podrás adquirir todos estos ingredientes, por un precio módico.

4.3 TOP INGREDIENTES

L O COMPLEMENTARIO, como:

√ PAN de PITA ARABE y los PANES EGIPCIOS, panes planos, pocos fermentados, en muchas ocasiones mezcla de harina de trigo con sémola de trigo, que les da ese esponjosidad característica, y por supuesto, cocido en horno de piedra tradicional, como hacían nuestras abuelas.

El Pan de Pita, en cualquier Supermercado (de dudosa calidad) y en Panaderías Tradicionales, pero nunca serán idénticos a la receta original.

4.4 RECORDANDO

RECORDANDO, como:

Ingredientes sanos y naturales, desde verduras, hortalizas y frutas, hasta la carne, harán diferenciar un plato autentico egipcio con esas "cosas" envasadas que podemos comprar en numerosos Súper.

√ Verduras y Hortalizas Frescas de Temporada, cultivadas al Sol, imperfectas en sus tamaños y colores, como es la auténtica, en cambio, si es perfecta estéticamente, es de Invernadero, y sus aromas o sabores ya no existen.

√ Frutas, en especial Cítricos como el Limón o la Naranja, Frescas y de Temporada, imperfectas en sus tamaños y colores, pero perfectas en sus aromas o sabores.

√ Carnes, de que hayan pastado Hierbas o productos del campo y tomado el Sol que potenciarán sus sabores, en cambio, si sólo han comido piensos (maíz y soja son sus ingredientes básicos), por muy ecológicos que sean, no sabrán a nada, solo pagarás mucho más por un sellito ECO de moda.

Sin olvidar que sean frescas, eso de congelados aditivos, es típico de la Gastronomía Europea insana.

√ Pescados del Mar, por supuesto frescos! que no debemos confundir con los pescados "modernos" procedentes de macro piscifactorías, como la Lubina o la Dorada, habituales en numerosos Súper.

5.

MEDIDAS, PRE-CIOS, TIEMPOS Y OTRAS COSAS DI-FÍCILES.

"Una Cena de Egipto en Dos Horas"

5. *Medidas, Precios, Tiempos y Otras Cosas Difíciles.*

5.1 INTRODUCCIÓN

Las Cosas complejas, saber cuánto nos cuesta una receta, que tiempo dedicar, o peor aún, como medir las dichosas cantidades, para que nos salga un plato agradable de comer, y que no tengamos que destinarlos al contenedor de la basura, esas son las dudas a resolver en este capitulito

√ Qué tamaño utilizar al cortar nuestras carnes, pescado, verduras, para lo cual hay docenas de términos (cortar, picar, en juliana, en dados, etc.), que son un lío total, por eso hay que simplificar, para que nos entendamos.

Decir "Petroselinum crispum", queda muy chuli, pero prefiero decirlo, como nos entenderemos todos, "Perejil".

Ya vamos a ver los términos sencillitos que vamos a utilizar para perezosos al cocinar (me incluyo a veces, jejeje)…

.

5. Medidas, Precios, Tiempos y Otras Cosas Difíciles.

5.2 PRECIO

El precio de un kilo de tomates (o de carne o pescado o verduras), depende de lo que quieras pagar por él, esa es la realidad.

√ Si es temporada de tomates (cuando es más sano, con más vitaminas y minerales), si nos molestamos en caminar un rato al Mercado o visitar un par de Tiendas de Frutas, o comprar la Oferta semanal de numerosos Súper lo podemos conseguir por algo mas 0,50€.

En cambio, si somos un poco flojetes, en cualquier Súper normal, por 1€, pero si vamos de Millonetis, comprándolos Ecológicos en tiendas de caché, pasarán de los 2€.

Por eso, utilizaremos el precio medio (1€/Kg), en este producto o cualquier otro, aunque siempre recomendaré comprar en el Mercado o Fruterías o Pescaderías, productos de Temporada que son los más Frescos y sanos.

√ El precio por persona o plato, lo diré de esta manerita:

1 €/pers. Es decir máximo un euro, por persona o plato.
2 €/pers. Es decir máximo dos euros por persona o plato.
3 €/pers. Es decir máximo dos euros por persona o plato.

√ Que NO incluyo en el Precio, ya que son gastos fijos de la casa:

Gas Butano o Electricidad
Luz
Agua
Especias y Condimentos*.

*Son una inversión inicial de unas docenas de euros, y luego es sólo gastarse lo que nos cuesta un par de cafés al mes, para reponerlos.

5. *Medidas, Precios, Tiempos y Otras Cosas Difíciles.*

5.3 EL TIEMPO EN LA COCINA

La mayor parte de estos platazos, se preparan en una media de 60 minutos, que es menos que lo que dura un capítulo de la serie "La que se avecina", del cual es fans fanática mi amiga Berni, que no se pierde ningún capitulo, eso sí, tiempo a cocinar algún plato que no sea "prefabricado", no le da tiempo, o esos siempre me dice, jajaja.

√ **Un mínimo de organización,** es lo que nos exige para cumplir con ese tiempo chefeando, y de paso, saber el día anterior lo que vamos a cocinar (para descongelar alguna salsa o carne del congelador).

Una pizarrilla del chino, al lado de la nevera, con una lista de los días de la semana y el plato a preparar cada día, es un buen recordatorio, de lo que debemos tener a mano.

A los chicos nos cuesta más hacer dos cosas a la vez (así es el cerebro del homus brutus), pero no es tan complicado, es solo tener Dos Ollas y Dos Sartenes, además de una cocina que no tarde un siglo en dar temperatura (como algunas eléctricas).

La Batidora eléctrica, son imprescindible para algunos platos como el Humus, incluso para los que nos negamos a ciertos modernidades cachariles insanas para la salud y para nuestro bolsillo.

Preparar y Colocar los ingredientes en la mesa, antes de cocinar, nos ahorrara cuarenta mil vueltas buscando algo, con mucho esfuerzo y después de años logre aprenderlo, jejeje.

5. *Medidas, Precios, Tiempos y Otras Cosas Difíciles.*

5.4 LAS MEDIDAS

Medir, medir y más medir, para saber cuántos gramos de especias y hierbas aromáticas hay que echar. Hace tiempo que descarté métodos modernazos, al final era más lento...

√ Una cucharilla pequeña y otra grande, son mis herramientas básicas, complementándolos con mis dedos (la pizca esa, que cabe en nuestros deditos, pero que da más fallo que una escopeta de caña).

Media cucharadita: Pues eso, la lleno y quito la mitad, de una cucharilla pequeña del tipo que utilizábamos para echar ese veneno llamado azúcar al Café.

√ Una cucharadita: Pues eso, la lleno, de una cucharilla pequeña, del tipo que utilizábamos para echar ese veneno llamado azúcar al Café.

√ Una Cuchara: Pues eso, la lleno, de una cuchara grande, que utilizamos para comer esos platos de comida tradicional.

√ Una pizca: Lo que cabe entre dos dedos, por si nos faltó un pelín de sal o especias.

√ Un Vaso de Plástico Medidor: Aún existen aunque no te lo creas, y son muy prácticos, van marcados por gramos de peso y centilitros de agua o líquido.

Otros opcionales o caprichiles: Peso eléctrico de cocina.

.

5. *Medidas, Precios, Tiempos y Otras Cosas Difíciles.*

5.5 LOS CORTES

Hay tantos tipos de corte, que me niego a aprenderlos, jejeje, mejor utilizar los términos que aprendí en la EGB.

√ Los Cuadraditos o Cuadrados es lo más habitual.

√ Cuadrados enanos: Pues eso, pequeñajos a más no poder, de 0,5cm por 0,5cm aproximadamente, que tienen el mismo tamaño por todos los lados.

√ Cuadrados o cuadraditos: Pues eso, normalitos, de 2cm por 2cm aproximadamente, que tienen el mismo tamaño por todos los lados.

√ Cuadrados o cuadraditos alargados: Pues eso, normalitos, de 2cm por 3cm aproximadamente, que tienen un lado más larguito que los demás.

√Juliana: En tiras alargadas, como las tiritas de la farmacia que nos poníamos de peques, de 0,5cm por 5cm aproximadamente, que tienen un lado más larguito que los demás.

Con estos "conceptos", vamos bien servidos para preparar esos ricos platos sanos, económicos y rapidejos.

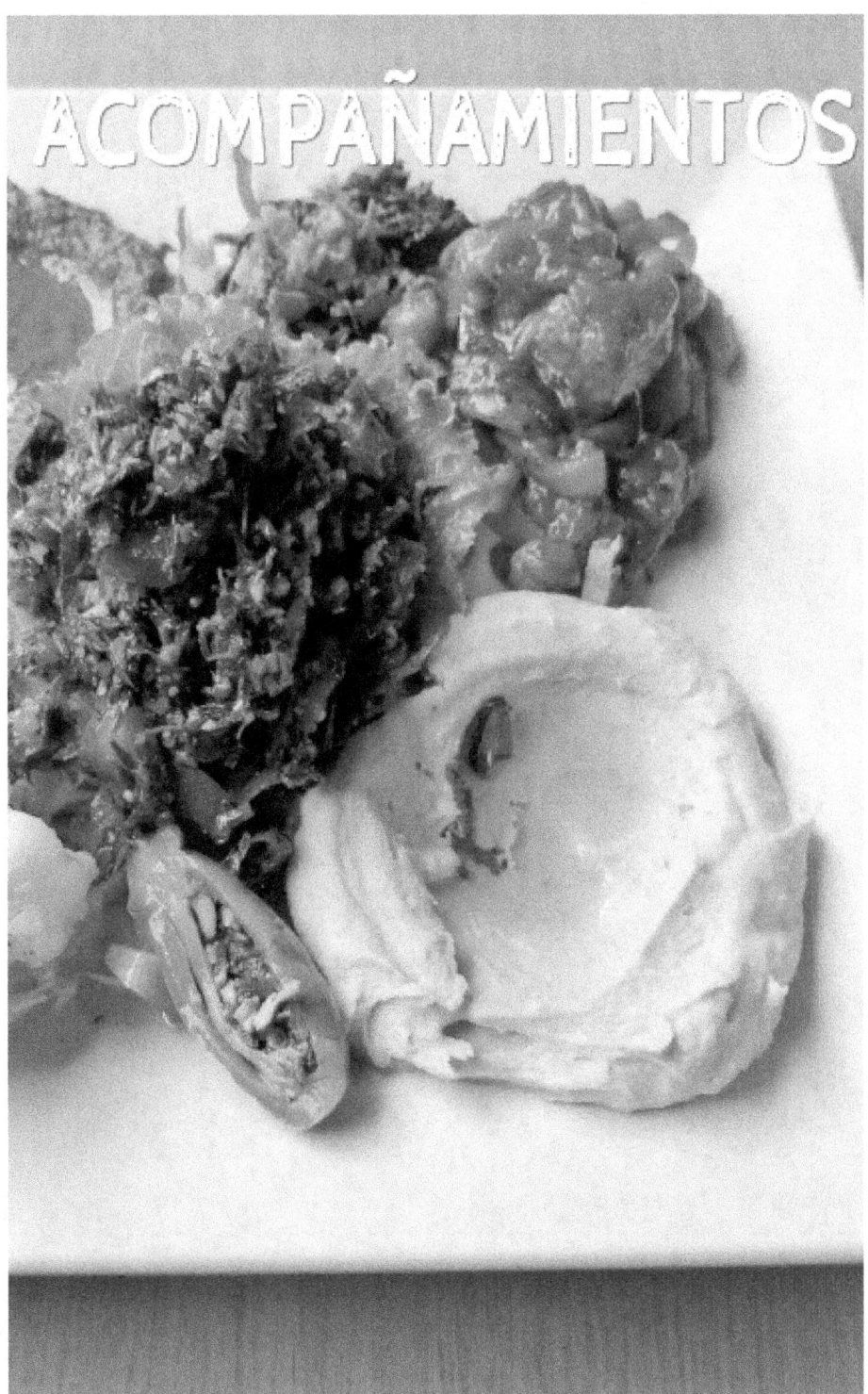

ACOMPAÑAMIENTOS

6.
ENSALADA
DE TAHINA

"Una Cena de Egipto en Dos Horas"

6.1. Ensalada Tahina.

4 pers. | Facil | -1 €/pers. | Tiempo: -15 minutos

D escubriendo:

La Tahina o Tahin, es un condimento básico de la Gastronomía Árabe, y por ende de Egipto, son sencillamente semillas de sésamo trituradas, que se incorporan a multitud de platos, como el conocido Falafel o también se puede servir como acompañamiento o entrante, mojándolo en pan de pita..

El sésamo, originario de la India, es donado a la Gastronomía de Persia, y desde ahí adoptado por la Gastronomía Árabe con la expansión del Islam.

√ Utensilios:

- Cuchillo, Espátula de madera, cucharilla y tenedor.
- Bol, platos o otros recipientes opcionales.

√ Ingredientes:

- 2 Cucharadas grandes de Tahina.
- 2 Cucharaditas pequeñas de vinagre.
- 1 diente de Ajo.
- Una pizca de Sal.
- Una pizca de Pimienta Negra.
- Una pizca de Comino.
- Una pizca de Cayena o Pimiento Chile picante.
- 1 Lima o en su defecto Limón.
- Agua .
- 1 Cucharada de Aceite de Oliva Virgen Extra o AVOE.

6.1. Ensalada Tahina.

√ **Lo Primero**:

- Encendemos la Radio con una música alegre de finde.
- Poner en la encimera las hierbas aromáticas y/o especias a utilizar, etc.
- Preparar la tabla de Madera con el Cuchillo para cortar.

√ **Preparación:**

√ Paso 1:

- Pelamos y Machacamos los Ajos en un Mortero de madera, reserván-
dolo.
- Exprimimos el zumo de limón o lima, y reservamos.
- Echamos en un pequeño Bol, las dos cucharadas grandes de Tahina.
- Y nos ponemos con el segundo paso.

√ Paso 2:

- Añadimos al Bol con la Tahina, el Ajo machacado.
- Añadimos las dos cucharaditas de Vinagre.
- Añadimos el zumo de la Lima o limón.
- Añadimos la pizca de Pimienta negra.
- Añadimos la pizca de Comino.
- Añadimos la pizca de Cayena o Pimiento Chile.
- Y nos ponemos con el tercer paso.

√ Paso 3:

- Añadimos unos 50 cc de Agua, dependiendo de lo suave que deseemos
la ensalada de tahina.
- Añadimos una pizca de Sal, o más, dependiente de nuestro paladar.
- Removemos todos los ingredientes, tres o cuatro minutos.
- Probamos el Sabor, y en su caso, añadimos un extra de Agua y/o Sal.
- Y nos ponemos con el cuarto paso.

√ Paso 4:

- Añadimos una cucharada de Aceite de Oliva Virgen Extra.
- Y listo, a comer con trozos de pan de pita.

6.1. Ensalada Tahina.

√ **Aclaraciones**:

- La Tahina, la puedes adquirir en la Sección Árabe de Carrefour o en Tiendas Árabes, aunque la versión BIO, más parecida a la original, la podéis adquirir de la Marca NaturGreen, por un precio similar, en la Sección Eco del Carrefour.

- Utiliza un Vinagre de Vino, de calidad, no esos prefabricados, para que no nos confundamos, los de Denominación de Origen de Jerez, son auténticos.

6.2. Ensalada Tahina.

T ruqueando:

Preparar Tahina casera, es más caro que comprarlo en Bote, ya que el precio del sésamo en España es ruinoso para el bolsillo, sin contar el tiempo, por ello, adquirirla preparada nos ahorra tiempo y dinero.

En las Tiendas Árabes, podemos encontrar botes de medio kilo, por un precio similar a lo que nos costaría los 250 de las marcas más conocidas.

√ Dónde Comprarlo:

- Tahina. Marca NaturGreen. CARREFOUR. 4€.

.

7.

ENSALADA DE YOGURT CON RÁBANOS.

"Una Cena de Egipto en Dos Horas"

7.1. Ensalada de Yogut con Rábanos.

4 pers. | Facil | -1 €/pers. | Tiempo: -15 minutos

D escubriendo:

Otra refrescante ensalada, económica y fácil de preparar, cuyos ingredientes principales, el Yogurt espeso, mal llamado griego, se entremezcla con los rábanos, originario del Mediterráneo Oriental o Levante, ya descrito en el Libro de Historia Natural, de ese científico romano nacido hace dos mil años, Pinio el Viejo.

√ Utensilios:

- Cuchillo, Espátula de madera, cucharilla y tenedor.
- Bol, platos o recipientes y fuente de barro para hornear.

√ Ingredientes:

- ½ kg. Rábano.
- 1 Pepino mediano.
- 2 Yogures griegos.
- 25 gramos de Menta o en su defecto Hierbabuena.
- 25 gramos de Perejil.
- 1 cucharadas de Aceite de Oliva Virgen Extra o AVOE.
- ½ cucharadita de Sal.

√ Lo Primero:

- Encendemos la Radio con una música alegre de finde.
- Poner en la encimera las hierbas aromáticas y/o especias a utilizar, etc.
- Lavar la el Perejil, la Menta y Verduras a utilizar.
- Preparar la tabla de Madera con el Cuchillo para cortar.

7.1. Ensalada de Yogut con Rábanos.

√ **Preparación:**

√ Paso 1:

- Cortamos en trozos enanos la Menta y el Perejil, y reservamos.
- Cortamos en rodajas finas, el Pepino, dejándolo con su piel verde.
- Cortamos en rodajas finas, los Rábanos, dejándolo con su piel rojiza.
- Y nos ponemos con el segundo paso.

√ Paso 2:

- Echamos en un Bol, la menta y perejil picados.
- Echamos en el Bol, el pepino en rodajas finas.
- Echamos en el Bol, los rábano en rodajas finas.
- Echamos en el Bol, la cucharada de Aceite de Oliva.
- Echamos en el Bol, la Sal.
- Echamos en el Bol, los dos Yogures griegos.
- Y nos ponemos con el tercer paso.

√ Paso 3:

- Removemos, todo ello, unos minutos.
- Lo guardamos en la nevera, para que se ponga fresquita o fría.
- Y Listo, para comer.

√ **Aclaraciones:**

- El Yogurt griego, es simplemente un yogurt normal, que se le ha tirado el líquido, por ello, se necesita dos yogures normales para hacer uno espeso tipo griego.

Conseguir auténticos yogures, ya sean normales o griegos, es misión imposible, ya que los ingredientes teóricos que son leche entera más fermentos o baterías lácteas, siempre van acompañados de múltiples "cosas" procesadas, como leche desnatada o en polvo, mas azucares o almidones, etc.

7.2. Ensalada de Yogut con Rábanos.

Truqueando:

Ingredientes de temporada, pepinos o rábanos, que no procedan de invernaderos de países invernales, donde no ven la luz del sol y por tanto, no tienen ninguna Vitamina, es la medida preventiva que debemos adoptar, para dar más sabor al plato.

De los yogures procesados mejor ni hablar, comprarlos sin azúcar como mínimo, ya pagues 0,25€ o 10€ por ellos, su calidad es más que discutible...

√ Dónde Comprarlo?

- Yogures Griegos. En cualquier Supermercado.

8.

BABA GHANOUSH
O BERENJENAS

"Una Cena de Egipto en Dos Horas"

8.1. Baba Ghanoush o Berenjenas

4 pers. | Fácil | 1 €/pers. | Tiempo: 60 min.

Descubriendo:

Un clásico, las Berenjenas, pilar de la dieta diaria de la mayor parte de los pueblo árabes, y Egipto no es la excepción, aunque esta receta es típica del Levante, siendo adoptada por la Gastronomía Egipcia

Sus orígenes son lejanos, siendo la India el primer país en cultivarlo hace miles de años, aunque sus orígenes quizás sean anteriores, de Asia Central, llevados por los pueblos indoarios, que conquistaron esa fragmentada India, legándole muchos males, entre ellos, el sistema de castas.

√ Utensilios:

- Cuchillo, Espátula de madera, cucharilla y tenedor.
- Fuente o Bandeja para Hornear.
- Horno.
- Bol, platos o otros recipientes opcionales.

√ Ingredientes:

- ½ kg de Berenjenas.
- 2 cucharadas grandes de Tahina.
- 4 cucharadas grandes de Aceite de Oliva Virgen Extra.
- 4 cucharadas grandes de Vinagre.
- 2 Ajos.
- 10 gramos de Perejil picado.
- ½ cucharadita de Pimienta negra o al gusto.
- ½ cucharadita de Sal o al gusto.
- ½ cucharadita de Comino o al gusto.
- ½ cucharadita de Pimentón de la Vera picante.

8.1. Baba Ghanoush o Berenjenas

√ **Lo Primero**:

- Encendemos la Radio con una música alegre de finde.
- Poner en la encimera las hierbas aromáticas y/o especias a utilizar, etc.

√ **Preparación**:

√ Paso 1:

- Encendemos el Horno a 200 grados.
- Cortamos las berenjenas por la mitad, a lo largo.
- Hacemos unos cortes en la carne de la berenjenas, para su mejor asado.
- Echamos un poco de aceite en la Bandeja para Hornear.
- Ponemos las Berenjenas en la bandeja para Hornear, con la piel para arriba, y la carne para abajo.
- La dejamos unos 30 minutos en el Horno, revisándolo esporádicamente.
- Y nos ponemos con el segundo paso.

√ Paso 2:

- Picamos en Perejil, en trozos enanos, y reservamos.
- Pelamos y picamos los Ajos, en trozos enanos, y reservamos.
- Y nos ponemos con el tercer paso.

√ Paso 3:

- Retiramos las berenjenas ya asadas del Horno.
- Pelamos y quitamos la piel de la berenjena.
- Cortamos en trozos la carne de la berenjena, echándolo a un Bol.
- Y nos ponemos con el cuarto paso.

√ Paso 4:

- Añadimos al Bol de plástico con la carne de las berenjenas, los ingredientes:
- Añadimos al bol, la Tahina.
- Añadimos al bol, el Vinagre.

8.1. Baba Ghanoush o Berenjenas

- Añadimos al bol, los Ajos picados.
- Añadimos al bol, el Perejil picado.
- Añadimos al bol, la Pimienta negra y la Sal.
- Añadimos al bol, el Comino.
- Lo removemos un par de minutos.
- Y nos ponemos con el quinto paso.

√ Paso 5:

- Cogemos una Batidora.
- Trituramos toda la mezcla que está en el Bol, unos minutos.
- Cuando esté suave, probamos su sabor.
- Y si es necesario, añadimos un extra de Pimienta negra y/o Sal.
- Y nos ponemos con el sexto paso.

√ Paso 6:

- Y listo, lo colocamos en una bandeja, añadiéndole una o dos cucharadas de Aceite de Oliva y el Pimentón de la Vera, por encima.

- A comerrr…

√ **Aclaraciones**:

- Ingredientes de calidad, desde un Aceite de Oliva Viren Extra o un buen Pimentón de la Vera, o aun Vinagre con D.O. de Jerez, son los secretos de cualquier receta Gourmet.

8.2. Baba Ghanoush o Berenjenas

Truqueando:

Berenjenas, a módicos precios podemos adquirirla en las Fruterías de Barrio y Mercados Tradicionales, y aun precio algo superior en cualquier Supermercado.

Preparar Tahina casera, es más caro que comprarlo en Bote, ya que el precio del sésamo en España es ruinoso para el bolsillo, sin contar el tiempo, por ello, adquirirla preparada nos ahorra tiempo y dinero.

√ Dónde **Comprarlo:**

- Tahina. Marca NaturGreen. CARREFOUR. 4€

.

9.
SULTAT BITATIS O PATATAS

"Una Cena de Egipto en Dos Horas"

9.1. Sultat Bitatis o Patatas

4 pers. | Facil | -1 €/pers. | Tiempo: 60 minutos

D escubriendo:

La Patata, aunque es originaria de las Américas, fueron traídas por los españoles a Europa, y desde ahí, al resto del mundo, hace ya siglos que penetro en los fogones más humildes, siendo una buena fuente de carbohidratos para los trabajos de gran esfuerzo físico, como los que realizan campesinos, pero su consumo, ya procesadas o fritas, en personas sedentarias o urbanitas, provoca obesidad rápidamente.

√ Utensilios:

- Cuchillo, Espátula de madera, cucharilla y tenedor.
- Fuente de barro.
- Bol, platos u otros recipientes opcionales.
- Olla grande.

√ Ingredientes::

- ½ kg de Patatas.
- 2 cucharadas grandes de Aceite de Oliva Virgen Extra.
- 6 cucharadas grandes de Vinagre.
- 1 Ajo.
- 10 gramos de Perejil picado.
- ½ cucharadita de Pimienta negra o al gusto.
- ½ cucharadita de Sal o al gusto.
- ½ cucharadita de Pimentón de la Vera picante.

9.1. Sultat Bitatis o Patatas

√ **Lo Primero**:

- Encendemos la Radio con una música alegre de finde.
- Poner en la encimera las hierbas aromáticas y/o especias a utilizar, etc.
- Preparar la tabla de Madera con el Cuchillo para cortar.

√ **Preparación:**

√ Paso 1:

- Ponemos una Olla grande con Agua a fuego alto.
- Pelamos las Patatas, y las partimos en trozos pequeños.
- Añadimos las patatas a la Olla con Agua.
- La dejamos cocer unos 30 minutos.
- Y nos ponemos con el segundo paso.

√ Paso 2:

- Picamos el perejil en trozos cuadrados enanos, y lo reservamos.
- Pelamos y Picamos el Ajo en trozos cuadrados enanos, y la echamos en el Bol.
- Echamos al Bol, el Vinagre.
- Echamos al Bol, la Pimienta negra.
- Echamos al Bol, la Sal.
- Echamos al Bol, el Pimentón de la Vera picante.
- Removemos todos los ingredientes dos o tres minutos, y reservamos.
- Y nos ponemos con el tercer paso.

√ Paso 3:

- Retiramos las patatas ya cocidas, de la Olla, y la echamos en una Fuente.
- Vertemos por encima, la mezcla que tenemos preparada en el Bol
- Decoramos con el Perejil picado.
- Echamos el Aceite de Oliva.
- Y nos ponemos con el cuarto paso.

√ Paso 4

- Y listo, a comer…

9.1. Sultat Bitatis o Patatas

√ **Aclaraciones**:

- Que Patata elegir, está claro, la llamada Patata Nueva o made in spain, otras llamadas patatas lavada o viejas, made in extranjero, tienen demasiados carbohidratos o almidones.

⊠ Ingredientes de calidad, desde un Aceite de Oliva Viren Extra o un buen Pimentón de la Vera, o aun Vinagre con D.O. de Jerez, son los secretos de cualquier receta Gourmet.

9.2. Sultat Bitatis o Patatas

Truqueando:

Truquear en esta receta tan rápida es casi imposible, aunque en algunos Súper venden botes de patatas cocidas, que no son muy saludables, pero si nuestra cocina solo tiene un fuego, es una alternativa para emergencias…

√ Dónde **Comprarlo:**

- Patatas Nueva. Fruterías de Barrio, Mercado Tradicional o Supermercados. - 1€.

- Patatas Cocidas. Marca El Cultivador. ALDI. +1€.

- Patatas Cocidas. Marca HuertaCasa. Carrefour. +1€.

- Patatas Cocidas. Marca VerdiFresh. Mercadona. +1€.

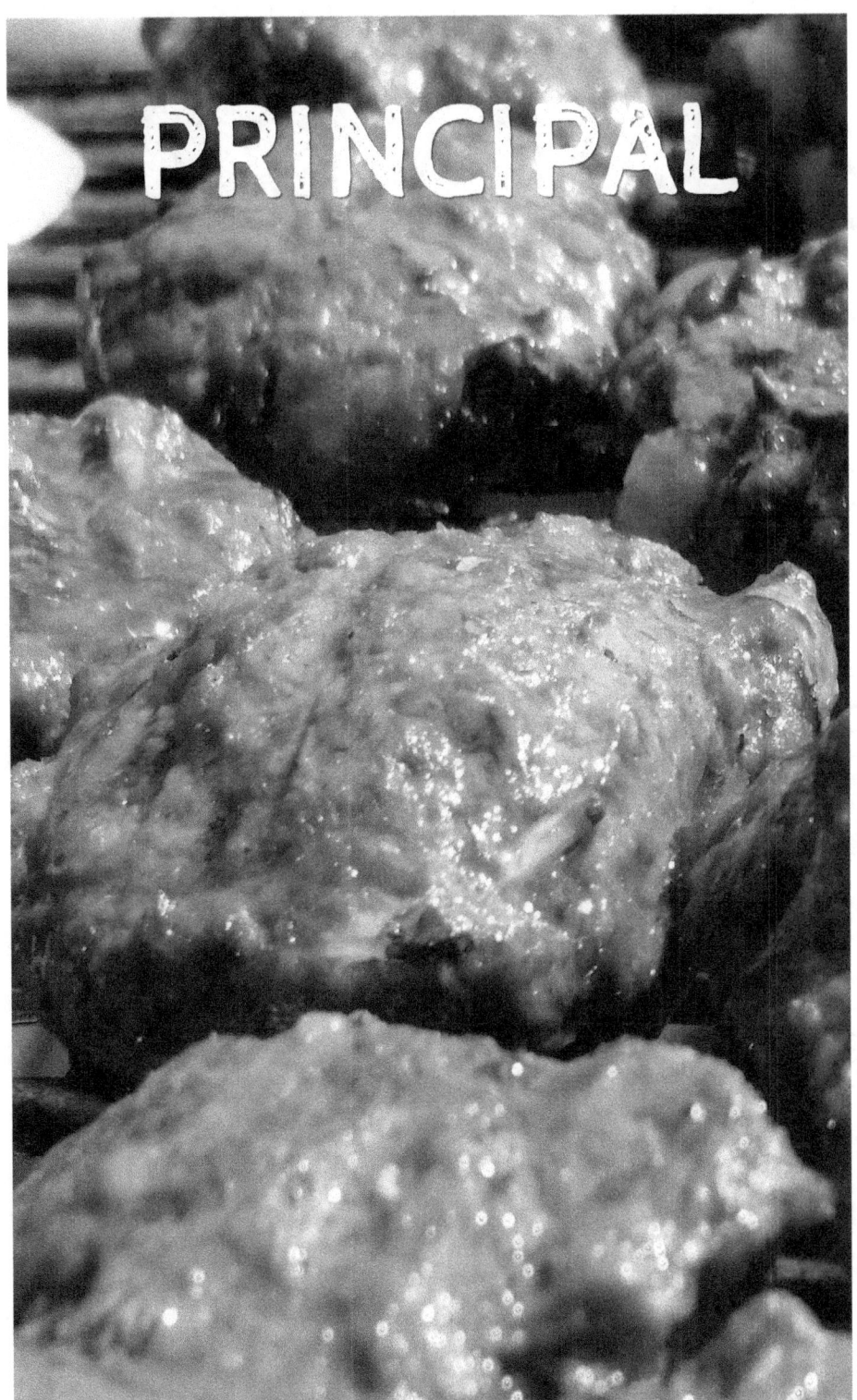

PRINCIPAL

10.
FUL MEDAMES O LAS HABAS.

"Una Cena de Egipto en Dos Horas"

10.1. Ful Medames o las Habas

4 pers. | Medio | 1 €/pers. | Tiempo: 1 hora

Descubriendo:

Las Habas es el alimento nacional de Egipto, y el cocido de habas o full medames, es el plato nacional más popular, en cualquier hogar, restaurante o tenderete lo sirven por una escasas libras egipcias, y cuando el turismo era masivo, miles de viajeros o turistas menos pudientes, lo consumían como plato principal en su largo recorrido por las mil y una maravillas de ese Egipto de los Faraones.

Diferentes colores podemos ver de Habas, también llamadas Alubias o Judías, pero las más empleadas en esas lejanas tierras son las Rojas, igual que en las Américas, donde legiones de cocineros y sirvientes de orígenes andalusíes o musulmanes acompañaban a los conquistadores españoles, donde e trasmitieron parte de su saber culinario, y su pasión por las habas o alubias rojas, es otro testimonio de este hecho.

√ Utensilios:

- Cuchillo, Espátula de madera, cucharilla y tenedor.
- Bol, platos o recipientes.
- Una Fuente de Barro con dos cucharadas de Aceite de Oliva Virgen Extra o AVOE.

√ Ingredientes:

- 400 gramos de Habas o Judías Rojas.
- 2 dientes de Ajo.
- 1 Limón.
- 2 Huevos cocidos.
- 1 cucharadita de Comino.
- ½ cucharadita de Pimienta Negra.
- ½ manojo de Perejil.
- 2 cucharadas de Aceite de Oliva Virgen Extra o AVOE.
- Una pizca Sal.
- 100cc de Agua.

10.1. Ful Medames o las Habas

√ Lo Primero:

- Encendemos la Radio con una música alegre de finde.
- Poner en la encimera las hierbas aromáticas y/o especias a utilizar, etc.
- Lavar los Habas rojas.
- Preparar la Fuente de Barro, para cocinar.
- Preparar la tabla de Madera con el Cuchillo para cortar.

√ Preparación:

√ Paso 1:

- Pelamos y machacamos en trozos pequeños los ajos, y reservamos
- Picamos medio manojo de perejil, y reservamos.
- Cortamos un limón por la mitad, echamos el zumo de una mitad en un vaso, y la otra mitad, la partimos en finas rodajas, y reservamos.
- Cocemos los huevos, en una Olla normal, con agua, hasta que se cosan, unos 20 minutos, y después le quitamos la cascara, lo partimos en ocho partes o gajos cada uno, reservándolos.
- Y nos ponemos con el segundo paso.

√ Paso 2:

- Colocamos una Olla de barro con las dos cucharadas de Aceite de Oliva al fuego, con 100cc de agua.
- Añadimos las Habas Rojas Cocidas.
- Añadimos los Ajos machacados.
- Añadimos la cucharadita de Comino.
- Añadimos la ½ cucharadita de Pimienta Negra.
- Añadimos el zumo de medio limón.
- Añadimos la pizca de Sal (al gusto).
- Dejamos Cocer unos cinco minutos.
- Y nos ponemos con el tercer paso.

√ Paso 3:

- Ahora, a Decorarlo:
- Echamos la ración de habas rojas o ful medanes en el centro del plato, que vamos a servir.
- Echamos o colocamos los ocho gajos del huevo cocido, alrededor de las

10.1. Ful Medames o las Habas

habas rojas del plato.
- Echamos un buen puñado de perejil picado, por encima de las habas rojas.
- Echamos un par de rodajas de limón, en un lado del plato,
- Y nos ponemos con el cuarto paso.

√ Paso 4:

- Y listo para comer, recordando que este plato se sirve caliente…

√ **Aclaraciones**:

- Si compramos las Habas o Judías rojas Secas, que es más saludable, el día anterior, debemos dejarlas en agua varias horas, y luego cocerlas en una Olla con agua, una pizca de sal y un una cucharada de Aceite de Oliva, de una a dos horas, un trabajon, que solo compensa, si somos habituales comedores de esta saludable legumbre, pues podemos guardarlas en la nevera unos días.

10.2 Ful Medames o las Habas

Truqueando:

En la receta original se utiliza Habas secas, que hay que dejar reposar de 24 a 48 horas, en un Bol con agua, pero es un proceso largo, luego hay que cocerlos, lo cual significa otra hora extra, por ello la mejor alternativa es utilizar habas o judías ya cocidos, en una Cena en Dos Horas, pero si somos habituales comedores de garbanzos o somos muchos en casa, los Secos o Naturales nos permitirán ahorrarnos unos buenos eurillos al año, además no llevan aditivos extraños como suele ser habitual en los cocidos...

√ Dónde **Comprarlo:**

- Alubias Ecológicas Rojas. Marca Gutbio. ALDI. -2€ y/o Alubias Rojas. Marca Campo Largo. LIDL.-2€.

- Alubias Rojas. Marca Hacendado. Mercadona y/o Marca Carrefour. Carrefour. -2€.

11.
TAAMEYA O FALAFEL EGIPCIO.

"Una Cena de Egipto en Dos Horas"

11.1. Taameya o Falafel Egipcio.

4 pers. | Medio | -1 €/pers. | Tiempo: -1 hora

D escubriendo:

Ya sabemos que los excesos de carnes son perjudícales para nuestra salud y bolsillo, y este último, quizás no sea un problema en Occidente, pero si los es para el 90% de la población mundial. por ello, esta receta carnívora vegetariana, a base de legumbres, es una de mis predilectas, y en muchísimos países árabes.

Las Hamburguesas o Albóndigas de Garbanzos, nutritivas y con un buen aporte de proteínas, tiene su origen en una zona no bien definida, entre Turquía, Siria e Irak, llamada Kurdistán, pero las Hamburguesas o Albóndigas de Habas, también llamado Taameya o Falafel de Habas, es exclusivo de la Gastronomía de Egipto.

√ Utensilios:

- Cuchillo, Espátula de madera, cucharilla y tenedor.
- Bol, platos o recipientes y fuente de barro para hornear.
- Batidora.
- Sartén Mediana.

√ Ingredientes:

- Un Bote de Habas o Judías Rojas cocidos.
- Harina de Habas o Harina garbanzo.
- 1 Cebolla morada o Blanca.
- 4 dientes de Ajo.
- Un manojo de Perejil.
- 2 cucharadas de Tahina.
- Cilantro Fresco o Pasta de Cilantro.
- Sal Marina, Comino, Pimienta Negra.
- Una pizca de Levadura.
- Aceite de Sésamo o en su defecto, Aceite de Oliva Virgen Extra.

11.1. Taameya o Falafel Egipcio.

√ **Lo Primero**:

- Encendemos la Radio con una música alegre de finde.
- Poner en la encimera las hierbas aromáticas y/o especias a utilizar, etc.
- Lavar la Verdura.
- Preparar una Sartén con dos cucharas de AVOE.
- Preparar la tabla de Madera con el Cuchillo para cortar.

√ **Preparación:**

√ Paso 1:

- Picamos la Cebolla, en trozos cuadrados enanos, y reservamos.
- Cortamos los Ajos en tiritas pequeñas finas enanas, y reservamos.
- Cortamos el Perejil en tiritas pequeñas finas enanas, y reservamos.
- Si utilizamos Cilantro fresco, la cortamos en tiritas pequeñas finas enanas, y reservamos.
- Y nos ponemos con el segundo paso.

√ Paso 2:

- Escurrimos las Habas o Judías roja, lo echamos en un cuenco y lo trituramos.
- Añadimos la Cebolla y los ajos, ya picados, al cuenco y lo trituramos.
- Añadimos el Perejil picado, el Cilantro picado (o una cucharadita de pasta de cilantro), 1 cucharadita de Comino, y otra de Pimienta negra.
- Añadimos dos cucharadas de Tahini, y lo volvemos a triturar todo,
- Añadimos media cucharadita de levadura en polvo,
- Y nos ponemos con el tercer paso.

√ Paso 3:

- Si ves que queda demasiado blanducho, añádele de 100 gramos de Harina de Habas o en su defecto, de Garbanzos.
- O si lo prefieres, le añades 100 gramos de pan rallado integral.
- Lo dejamos reposar media hora, tapado con un paño, en la nevera, y en ese tiempo podemos preparar otros platos.
- Y nos ponemos con el cuarto paso.

11.1. Taameya o Falafel Egipcio.

√ Paso 4

- Ya está lista para Amasarla, dándole forma de:
- Bolitas o albóndigas, echando un trozo de masa en las manos, y rotándolas, hasta que sean redondas.
- Y nos ponemos con el quinto paso.

√ Paso 5

- Ponemos la Sartén con mucho Aceite de Sésamo o en su defecto de Oliva, a fuego medio, aperando hasta que esté bien caliente (el aceite, jejeje).
- Harinamos las albóndigas con un poquito de harina de habas o en su defecto de garbanzo, y a la Sartén.
- Unos breves minutos, hasta que estén doradas, dándole la vuelta con la espumadera, y la sacamos, echando otra tanda a la sartén.
- Las secamos con papel absorbente, y listo para congelar (después de que se hallan enfriados) o para nuestro estomago si no puedes resistir la tentación.

√ **Aclaraciones:**

- El pan de pita, son el complemento ideal, para estos filetones no carnívoros.

- El Tahini, autentico, sin aditivos ni extras, ECO, puedes conseguirlo, en la Sección Árabe del Carrefour, de la marca NaturGreen, por algo más de 3€, aunque también lo puedes adquirir en Tiendas y Carnicerías Halal.

- La Harina de Habas, es difícil de obtener y su precio elevado, pero la Harina de Garbanzo, en los Supermercados Mercadona y/o Carrefour la encontraremos por menos de un euro.

- El Aceite de Sésamo, es difícil de obtener y su precio elevado, pero en Ofertas ocasionales en el LIDL y/o ALDI lo encontraras a un precio económico, o en el Carrefour a un precio para millonetis, sino, en cualquier tienda de productos asiáticos, a un precio muy inferior, también está disponible.

11.2. Taameya o Falafel Egipcio.

Truqueando:

En la receta original se utiliza Habas o Judías Rojas secas, que hay que dejar reposar de 24 a 48 horas, en un Bol con agua, pero es un proceso largo, además, nos ralentiza a la hora de triturarlos, por ello la mejor alternativa es utilizar habas ya cocidos.

√ Dónde **Comprarlo:**

- Alubias Ecológicas Rojas. Marca Gutbio. ALDI. -2€ y/o Alubias Rojas. Marca Campo Largo. LIDL.-2€.

- Alubias Rojas. Marca Hacendado. Mercadona y/o Marca Carrefour. Carrefour. -2€.

.

12.

KOFTAS EGIPCIAS O LA CARNE

"Una Cena de Egipto en Dos Horas"

12.1. Koftas Egipcias o la Carne.

4 pers. | Fácil | -1 €/pers. | Tiempo: 1 hora

Descubriendo:

Kefta o Kofta, es un plato procedente de la exótica Persia, ahora llamada Irán, aunque su paternidad se la disputan varios países, todos situados en Oriente Medio, y su principio básico, carne picada de ternera o cordero, procedentes de esos trozos que no eran aptos para su asado o que desdeñaban los ricos, mezcladas con diversos ingredientes, normalmente cebolla y especias, aunque en esta variante trataremos de respetar la receta del Egipto faraónico.

A la Barbacoa, Asadas o al Horno, Cocidas en Olla de Barro, múltiples son las variantes que se utilizan en Egipto, aunque las Asadas son unas de las más sabrosas, pero las diferencias en los ingredientes son mínimas.

√ Utensilios:

- Cuchillo, Espátula de madera, cucharilla y tenedor.
- Bol, platos o recipientes.
- Horno.

√ Ingredientes:

- ½ Kg de Carne de Ternera picada.
- 1 Cebolla roja.
- 2 dientes de Ajo.
- 1 manojo de Perejil fresco.
- 25 gramos de piñones pelados.
- AVOE o Aceite de Oliva Virgen.
- 1 cucharadita de especias de Kefta, que podemos adquirí en la Sección Árabe del Carrefour.
- Sal Marina, Pimienta Negra, Canela, Comino.

12.1. Koftas Egipcias o la Carne.

√ Lo Primero:

- Encendemos la Radio con una música alegre de finde.
- Poner en la encimera las hierbas aromáticas y/o especias a utilizar.
- Lavar la Verdura.
- Preparar la tabla de Madera con el Cuchillo para cortar.

√ Preparación:

√ Paso 1:

- Echamos en un bol la carne picada, y aderezamos con una cucharadita rasa de Sal, con media cucharadita de Pimienta Negra, con media cucharadita de Canela, con media cucharadita de Comino y con media cucharadita de Pimentón de la Vera.
- Echamos una cucharadita de especias de Kefta.
- Mezclamos bien la carne picada con las especias, durante un par de minutos, y dejamos reposar.
- Y nos penemos con el segundo paso.

√ Paso 2:

- Picamos el ajo en cuadraditos pequeños y.
- Picamos la cebolla roja en cuadraditos pequeños y.
- Picamos el manojo de perejil en cuadraditos pequeños y.
- Añadimos los piñones y.
- Añadimos una pizca de levadura seca o bicarbonato.
- Lo mezclamos todo, muy bien con la carne especiada en el Bol, un par de minutos.
- Añadimos una pizca de levadura.
- Lo dejamos reposar treinta minutos, hasta que la mezcla se asiente .
- Y nos ponemos con el tercer paso.

√ Paso 3:

- Con la mano cogemos un trozo de la mezcla, y haciéndola girar, le damos forma de bola.
- Repetimos el proceso con todo la masa, hasta que hayamos hecho todo las bolas o albóndigas de kefta.
- Y nos ponemos con el cuarto paso.

12.1. Koftas Egipcias o la Carne.

√ Paso 4

- Ponemos la Sartén Grande en el fuego, muy bajito, hasta que esté caliente el AVOE.
- Añadimos las Kefta, solo dorándolas un minuto, por cada lado.
- Sacamos los keftas fritos, y lo dejamos escurrir.
- Y nos ponemos con el quinto paso.

√ Paso 5

- Colocamos las bolas o albóndigas de keftas, en unos palillos de madera, de los que se utilizan para los pinchitos, tres o cuatro bolas por palito de madera.
- Ponemos el Horno a 200 grados, con calor arriba y abajo,
- Ponemos los pinchos de Kefta en el Horno, de 10 a 20 minutos, hasta que se echan cocido bien por dentro, y estén un pelín resecas.

- Y listas, para comer, acompañadas de Salsa de Yogurt y Pan de Pita o también la podemos presentar insertadas en un palillo de madera, como si fueran pinchitos.

√ **Aclaraciones**:

- La Carne, si es una mezcla de picada de ternera y cordero mejor aún, sino podemos utilizar ternera, otras carnes falsean el sabor, por ello, hay que procurar si compramos en el Súper, leer los ingredientes que utilizan como extras, te sorprenderán y mataran el sabor, o comprar carne en la carnicería, y que la pican enfrente de tus ojos.

12.2. Koftas Egipcias o la Carne.

Truqueando:

Es muy habitual en las Keftas, hacerlas en una parrilla al carbón o en su defecto, en un Horno a fuego bajo, pero este proceso, nos llevaría un tiempo extra, por ello, freírlas, y de paso, unos minutos al Horno, será más rápido y al calidad no se verá afectada en exceso.

√ Dónde **Comprarlo:**

- Las Especias para Kefta, la podemos comprar por menos de dos euros, en la Sección Árabe del Carrefour o en Carnicería Halal o Árabes, aunque la receta varía según cada país de origen, las que encontramos en España, es más bien estilo marroquí, la Turca suele llevar Zumaque o la Griega utiliza más Orégano.

.

13.

GAMBARI CON SALSA DE AJO.

"Una Cena de Egipto en Dos Horas"

13.1. Gambari con Salsa de Ajo.

4 pers. | Fácil | -2 €/pers. | Tiempo: -30 min.

Descubriendo:

Las Gambari, son unas gambas gigantes típicas de las costas de Egipto, específicamente en los caladeros próximos de la ciudad de Alejandría, fundada por Alejandro Magno hace más de 2.500 años, sede de la que fue la mayor Biblioteca de la antigüedad, con un mínimo de un millón de volúmenes o libros, ya desaparecida de la Historia del Saber

El Gran Secreto, son las Gambari o Gambas Gigantes de Alejandría, imposible de conseguir en estas tierras peninsulares, así que tendremos que cocinar con una pobre imitación, los Gambones Argentinos.

√ Utensilios:

- Cuchillo, Espátula de madera, cucharilla y tenedor.
- Bol, platos o recipientes.
- Fuentes de Barro pequeñas.
- Horno con bandeja para hornear.

√ Ingredientes:

- 500 gramos de Gambones Argentinos Cocidos.
- 4 dientes de Ajo.
- Zumo de medio Limón.
- AVOE o Aceite de Oliva Virgen.
- ½ cucharadita de Pimienta Negra.
- ½ cucharadita de Comino.
- 1 cucharadita de Sal Gorda marina.

13.1. Gambari con Salsa de Ajo.

√ Lo Primero:

- Encendemos la Radio con una música alegre de finde.
- Poner en la encimera las hierbas aromáticas y/o especias a utilizar.
- Preparar la tabla de Madera con el Cuchillo para cortar.

√ Preparación:

√ Paso 1:

- Si compramos Gambones Argentinos frescos, la noche anterior, cocerlos, en una Olla con agua, una pizca de sal y aceite de Oliva, y después, quitarles la piel, solo dejando los Gambones limpios sin cabeza, pero con la cola.
- Si compramos Gambones Argentinos Cocidos, quitarles la piel, solo dejando los Gambones limpios sin cabeza, pero con la cola.
- Pelamos los Ajos, en tiras cuadradas muy pequeñas, y reservamos
- Exprimimos el Limón, y reservamos su zumo.
- Y nos penemos con el segundo paso.

√ Paso 2:

- Encendemos el Horno a 200 grados.
- Echamos dos cucharadas de Aceite de Oliva o AVOE en la bandeja para Hornear.
- Echamos los Gambones en la bandeja de hornear, bien ordenados, para que les llegue el calor.
- Echamos el zumo del Limón.
- Echamos Sal gorda, sobre los Gambones.
- Echamos el Ajo picado, sobre los Gambones.
- Esperamos a que se doren, unos cinco minutos.
- Retiramos los Gambones del Horno.
- Y nos ponemos con el tercer paso.

√ Paso 3:

- Presentamos los Gambones en cuatro fuentes pequeñas de barro, una por invitado.
- Echamos una pizca de Pimienta Negra y otra de Comino, sobre cada fuente de barro pequeña con los Gambones.
- Echamos una cucharada de Aceite de Oliva o AVOE sobre cada fuen

13.1. Gambari con Salsa de Ajo.

te de barro pequeña con los Gambones.
-   Y nos ponemos con el cuarto paso.

√ Paso 4

-   Y listo, para comer…

√ **Aclaraciones**:

-   La Pimienta Negra y el Comino, junto con el Ajo, son otras de las características de este plato, que además podemos decorar con unas aceitunas negras o mejor aún, con el Dukkah o mezcla de frutos secos y semillas, típicas de Egipto.

13.2. Gambari con Salsa de Ajo.

Truqueando:

Comprar Gambones Cocidos, nos ahorra el esfuerzo de cocerlos, si los argentinos son excesivos para nuestro presupuesto, los podemos sustituir por otros más normales o por langostinos, pero que sean grandes es el único requisito.

√ Dónde **Comprarlo:**

- Langostinos Cocido. Marca Flete. ALDI. -7€ y/o Gambon. Marca La Caldera. LIDL. -8€.

- Langostinos Cocido Grande. Marca Pescanova. MERCADONA. y/o CARREFOUR. -10€.

.

ACOMPAÑAMIENTOS

14.
PANES DE EGIPTO

"Una Cena de Egipto en Dos Horas"

14.1. Panes de Egipto.

D escubriendo:

El Pan alimento básico desde hace ya casi 5.000 años en Egipto, siendo descubierto en el Valle del Nilo, en el año 2300 a.c, la fermentación o levadura o pan moderno, que copian casi todos los pueblos, empezando por los griegos, y a posteriori por el Imperio Romano, que lo convierten en parte de su dieta diario, que lo recuerda la célebre frase: Pan, Vino y Circo, y desde ahí a todo a esta Europa que tanto debemos a Roma.

De las más de cincuenta clases de panes del Antiguo Egipto de los Faraones, ahora apenas perduran una docena, siendo el Pan Baladi o Pita, subvencionado por el estado, el más popular y consumido, que se diferencia de la versión Turca o Griega, porque utiliza harina de trigo integral con harina de cebada, una receta más saludable.

La paternidad de esta tipo de pan, el de Pita, es casi seguro del Antiguo Egipto de los Faraones, aunque muchos lo imitan, como los Griegos, que lo consideran un invento propio, y decir lo contrario ante un habitantes de esa Atenas Clásica, nos podría costar hasta la vida...

El Impero Otomano lo adopta como propio, quizás copiándolo ese milenario Nilo y lo expande por sus territorios conquistados, desde los Balcanes a África del Norte, pero no es hasta el Siglo XX, que los emigrantes turcos lo utilizan como base para diversos bocadillos o comida rápida, en Europa y Norteamérica, como se da a conocer internacionalmente.

El Pan Baladí o Pan Pita Egipcio es sencillo de preparar, a continuación os detallo la receta.

14.2. Panes de Egipto. Pan Baladi o Pita Egipcio.

4 pers. | Fácil | -1 €/pers. | Tiempo: 60 minutos

Descubriendo:

Típico pan de la Gastronomía de Egipto, con Harina de Trigo Integral y Harina de Cebada, Sal, Levadura, Agua, Leche y Azúcar, su horneado es sobre una plancha metálica de hierro, sobre un fuego de leña, pero se puede utilizar una Sartén sobre un fuego de butano.

El Pan de Pita, una de los más antiguos de la humanidad, que aún perdura, procedente del Creciente Fértil o del Valle del Nilo, de la época de los Faraones, o quizás de Persia, grandes consumidores, pero como un plan plano, diferente a la versión acostumbrada en Occidente, que su ámbito de influencia comedil abarcaba África, Oriente Medio e Israel, hasta la lejana India.

√ **Utensilios:**

- Cuchillo, Espátula de madera, cucharilla y tenedor.
- Bol, Vaso o recipientes.

√ **Ingredientes:**

- 150 gr de Harina Integral de Trigo.
- 100 gr de Harina de Cebada*.
- 200 cc de agua tibia.
- ½ sobre de levadura seca.
- 1 Pizca de Sal.
- 2 Cucharas de Aceite de Oliva Virgen.

√ **Lo Primero:**

- Encendemos la Radio con una música alegre de finde.
- Poner en los ingredientes y/o especias a utilizar.

14.2. Panes de Egipto. Pan Baladi o Pita Egipcio.

√ **Preparación:**

√ Paso 1:

- Echamos en un Vaso, los 50cc de agua tibia.
- Echamos medio sobre de levadura en polvo.
- Removemos y dejamos reposar un par de minutos.
- Y nos penemos con el segundo paso.

√ Paso 2:

- Echamos en un Bol de cristal, los 250 gramos de harina integral de trigo y cebada, dándole la forma de un volcán.
- Echamos en el centro del Volcán de la harina, los 50 cc de agua tibia con la levadura.
- Vamos removiendo poco a poco, desde el interior del volcán, la harina con el agua con la levadura.
- Y nos ponemos con el tercer paso.

√ Paso 3:

- Continuamos echando el resto del agua tibia, los 150 cc, poco a poco en el centro del Volcán de la harina.
- Vamos removiendo poco a poco, durante unos cinco minutos, desde el interior del volcán, la harina con el agua con la levadura.
- Añadimos la pizca de Sal.
- Cuando este ya pegajosa, añadimos las Cucharas de Aceite de Oliva.
- Y nos ponemos con el cuarto paso.

√ Paso 4:

- Echamos un poco de harina sobe la encimera, previamente limpia.
- Echamos la masa pegajosa del Bol sobre la encimera harinada.
- Y amasamos, es decir, la mezclamos golpeándola suavemente durante unos diez minutos.
- Echamos esta masa de pan, en un Bol limpio de cristal, con un poco de harina en el fondo, tapándola con un trapo, y guardándola en la nevera unas dos horas, para que crezca o se doble de tamaño.
- Y nos ponemos con el quinto paso.

14.2. Panes de Egipto. Pan Baladi o Pita Egipcio.

√ Paso 5:

- Sacamos la masa del Bol, la empujamos sobre la encimera para que pierda el aire.
- La dividimos en seis partes, haciendo unas bolas con cada parte.
- La estiramos con un rodillo, hasta que tenga un espesor de 5mm aproximados, y forma circular alargada.
- Y nos ponemos con el sexto paso.

√ Paso 6::

- Encendemos el horno a 250 grados, durante 10 minutos.
- Ponemos los masas del pan de pita en el horno, sobre un papel especial para horno o una bandeja de hierro harinada.
- Crecerá rápidamente, en dos o tres minutos, y bajamos la temperatura a 180/200 grados.
- Observamos que empiece a dorarse, de cinco a diez minutos.
- Sacamos el Pan de Pita ya horneado.
- Y nos ponemos con el séptimo paso.

√ Paso 7:

- Y listo, a comer, si lo deseamos, los envolvemos en papel de aluminio, para que conserve el calor.

√ Aclaraciones:

- Una de las claves, es utilizar Levadura Natural, que no debemos confundir con la levadura química, que venden las grandes marcas televisivas, baratas de fabricar peor al mismo precio que las auténticas.

Levadura fresca la encontraremos en diversos lugares, entre ellos en al zonas refrigeradas del Mercadona, pero nada más abrirla, en unos días hay que tirarla, así, que a menos que hagamos todos los días pan, no compensa, mejor comprar Levadura natural seca, que por un euro, la encontraremos en Lidl o Aldi, parte de en algunos otros Súper a un precio superior.

- Debemos utilizar harina integral de Trigo para esta receta, que venden en muchos Supermercados, pero mi favorita, quizás por su módico precio es la

14.2. Panes de Egipto. Pan Baladi o Pita Egipcio.

de la Marca Hacendado en el Mercadona.

- La harina integral de Cebada de esta receta, es difícil de obtener y a un precio no apto para currantes, pudiéndola comprar en Herbolarios y Tiendas de productos Ecológicos como ecomarket.es, pero si se sale de nuestro presupuesto, podemos utilizar la harina integral de trigo, como última alternativa.

14.3. Panes de Egipto. Pan Baladi o Pita Egipcio.

Truqueando:

Compensa preparar pan de pita en casa para un día especifico?.

Sinceramente NO, otra cuestión es que seamos unos comedores diarios de pan de pita, algo no recomendable para nuestra salud.

√ Dónde **Comprarlo:**

-   Pan de Pita. Marca Hacendado. Mercadona. 1,5€

-   Pan de Pita. Marca Dia. DIA. 1,5€

-   Pan de Pita. Ofertas ocasionales en LIDL y/o ALDI. 1,5€

-   Pan de Pita. Marca Carrefour. CARREFOUR. 2€

15.
BEBIDAS.
DEL ORIGEN A LA PROHIBICIÓN

"Una Cena de Egipto en Dos Horas"

15.1. Bebidas. Del Origen a la Prohibición.

I ntroducción

La Cerveza y el Pan, eran los alimentos diarios de los habitantes del Antiguo Egipto, donde gobernaban los Faraones, una de las Cunas de la Humanidad, y así fue durante milenios, pero el Islam lo cambio todo, que prohibió el consumo de alcohol, como medida preventiva para evitar espectáculos como el que vemos los Sábados por la noche en cualquier ciudad española, donde adolescentes yacen tendidos en parques por su consumo abusivo, mientras suenan las sirenas de las ambulancias...

El alcohol, continua estando prohibido en Egipto, pero la Comunidad Copta o cristiana, siguen utilizando en sus actos litúrgicos o navideños, con discreción en sus Iglesias o Hogares, lo mismo no se puede decir de los Turistas, que en teoría van a admirar esas Pirámides que parecen construidas por hombres procedentes de otras estrellas, pero de paso, exigen cerveza y alcohol a mansalva, sin respetar las tradiciones locales.

La Primavera Árabe, revuelta exigiendo menos pobreza, mas Pan barato, y menos prepotencia de la elites gobernantes y sus aliados, esas legiones de turistas irrespetuosos, género en un Gobierno Islámica radical, para sorpresa de muchos desconocedores de los países árabes, que a su vez fue derribado por una casta militar más progresistas pero igualmente anti democrática, que ha generado una inseguridad, que casi ha matado el turismo...

15.2. Bebidas. Del Origen a la Prohibición.

A gua y Refrescos

Agua y más agua, es la bebida de mayor consumo en los países árabes y por ende en Egipto, así que una Cena Árabe sin una buena jarra de agua fresca, es inconcebible.

El Té negro a la menta, con hojas procedente de Ceylán o Kenia, llamado Te Shay, es la otra gran bebida de consumo diario, sobre todo en el Norte de Egipto, en cambio en el Sur, él Té Karkaday o de Hibisco, más bien una infusión, de un color rojizo intenso, es otra de su grandes pasiones.

El Café o Ahwa, tradición cafetil emparentada con el Café Turco, forma parte del estilo de vida de los hombres, que se sientan en terrazas para saborearlo, mientras charlan animadamente de política o amores, mientras escuchan música, si deseas saber más sobre Cafés, te recomiendo que leas el libro, Café Gourmet para Currantes, escrito por el teclea estas letras.

Los Refrescos azucarados, de la marca Coca Cola, acaparan una parte del mercado, destinados a las clases medias y turistas, y poco a poco la marca Big Cola (Inka Cola en Perú es su nombre real) trata de penetra en dicho mercado, por su menor precio, aunque la situación actual de Egipto, hacen que todo sea incierto

15.3. Bebidas. Del Origen a la Prohibición.

Cerveza y Vino

La Cerveza local, Stella, cada vez en más difícil de adquirir, en un pasado no tan lejano, las clases medias solían consumirla, actualmente solo algunos hoteles para turistas la sirven, pero es propiedad de ese multinacional Heineken, que en España se denomina Stella Artois, y la venden en el Carrefour o El Corte Ingles, pero ya con letras latinas, no árabes.

El Vino, nunca fue popular entre el pueblo Egipcio, solo era para la más poderosa nobleza faraónica, la que podían beber la Sangra de Osiris, como era denominado, docenas de bodegas existían pocas décadas atrás, cada vez reducidas y con un futuro incierto, aunque las marcas Omar Khayyam y Abaraka Sweet aun distribuyen sus vinos, a través de las Tiendas Drinkies Egipcias, que podemos mirar pero no comprar, en su web www.drinkies.net.

Siempre tenemos la alternativa, si somos unos vineros empedernidos, comprar unos vinos de aceptable calidad, de procedencia árabe, específicamente de la región de Meknes, en Marruecos, en vinotecas especializadas, en la web bodecall.com encontraras un par de ellos, tinto y rosado por poco más de cinco euros, aunque existen otros de mejor añada, que pueden llegar hasta los cincuenta euros.

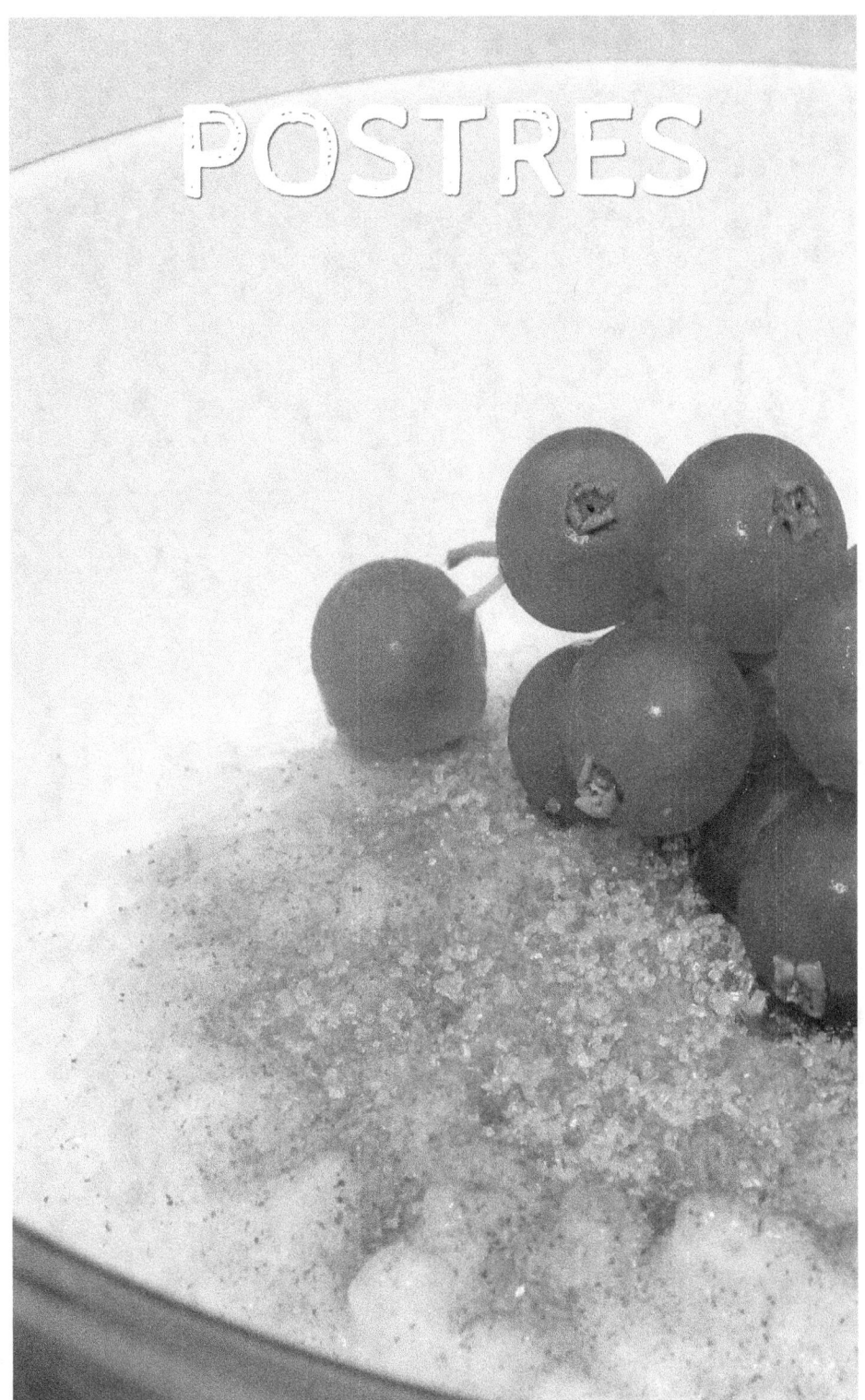

POSTRES

16.
ARROZ
CON LECHE.
DEL AL ÁNDALUS
AL EGIPTO DE
LOS FARAONES

"Una Cena de Egipto en Dos Horas"

16.1. Arroz con Leche. Del Al Andalus al Egipto de los Faraones.

+4 pers. | Fácil | -1 €/pers. | Tiempo: 60 minutos

Descubriendo:

El Arroz con Leche, postre nacional en el Sur de España, herencia directa de esta Al-Ándalus extinta, es exportado por los miles de andalusíes que huyeron hacia el Magreb, donde fundaron algunos de sus barrios más importante, y de regalo, algunas recetas que se incorporaron como platos nacionales, en este caso el Arroz con Leche, algo más azucarados, con frutos secos y con aromas a azahar o rosas, que la versión actual que solemos utilizar en nuestros fogones.

Una Leche entera y Fresca, frutos secos como la avellana, azúcar en abundancia, y aromas exóticos, son su secreto...

√ Utensilios:

- Cuchillo, Espátula de madera, cucharilla y tenedor.
- Bol, platos o recipientes.
- Mortero de madera.
- Una Fuente para Hornear.

√ Ingredientes:

- 1 Litro de Leche fresca entera.
- 200 cc de Arroz.
- 250 cc de Azúcar morena.
- 100 cc de Agua de Azahar o en su defecto, Agua de Rosas.
- ½ litro de Agua, aproximadamente.
- 150 gramos de frutos secos (piñones, almendras, avellanas), que partimos en trozos pequeños en el Mortero de Madera.
- Dos Cucharadas de Aceite de Oliva Virgen Extra.

16.1. Arroz con Leche. Del Al Andalus al Egipto de los Faraones.

√ Lo Primero:

- Encendemos la Radio con una música alegre de finde.
- Poner la Leche, el Azúcar, el Arroz, y las hierbas aromáticas y/o especias, en la encimera a utilizar.

√ Preparación:

√ Paso 1:

- Lavamos el arroz, dos o tres veces, para que pierda parte del almidón.
- Echamos el arroz en un Olla con agua hirviendo, dejándolo reposar de 30 a 60 minutos.
- Y nos ponemos con el segundo paso.

√ Paso 2:

- Quitamos el agua sobrante, del arroz que estaba en remojo.
- Añadimos el ½ litro de agua, y lo ponemos al fuego, medio alto.
- Removemos durante unos 10 minutos, mientras esta hirviendo y cociendo.
- Añadimos pasado este tiempo, los 250cc de leche, y que hierva un mínimo de 30 minutos extras, removiéndolo para evitar que se nos queme.
- Y nos ponemos con el tercer paso.

√ Paso 3:

- Añadimos los 200cc de Azúcar, removiéndolo unos cinco minutos extras.
- Añadimos el Agua de Azahar y/o Agua de Rosas.
- Retiramos del fuego.
- Y nos ponemos con el cuarto paso.

√ Paso 4:

- Encendemos el Horno a 180 grados.
- En una Fuente de Barro para Hornear, echamos una cucharada de Aceite de Oliva Virgen, untándolo por toda la base.
- Echamos 100 gramos de frutos secos triturados, en la base.
- Echamos el Arroz con Leche.

16.1. Arroz con Leche. Del Al Andalus al Egipto de los Faraones.

- Echamos una cucharada de Aceite de Oliva Virgen, untándolo por toda la superficie.
- Echamos 50 gramos de frutos secos triturados, en la superficie, bien repartido.
- Ponemos al Horno, hasta que se doren, unos 10 minutos.
- Y nos ponemos con el quinto paso.

√ Paso 5:

- - Y listo para a Servir, unos minutos a la nevera, hasta que este frio , dejándolo reposar unos minutos.

√ **Aclaraciones:**

- Mejor utilizar Leche Fresca entera, que son las que están situadas en la parte refrigerada de los Súper, no debemos confundir con la leche procesada de cartón, que abundan como las setas venenosas en Otoño.

.

- El Arroz es otra de las claves, siempre debe ser de grano corto o redondo, y los hay de varias calidades o precio, sin duda el Arroz Bomba, a tres euros el kilo, es el mejor, pero si nuestro presupuesto escasea, que suele ser habitual, encontraras de grano corto, en los Súper Lidl o Aldi, por unos 0,70€ el kilo.

- El azúcar blanca es un invento industrial del Siglo XIX, procedente de la remolacha, un buen arroz necesita Azúcar de Caña, Integral mejor aún, cuyos orígenes se remontan varios milenios atrás, pudiendo adquirirlo de la marca Azucarera, por menos de dos euros el kilo, en numerosos Súper.

- El Agua de Azahar o el de Rosas, es un aroma natural utilizado en toda la Gastronomía del Magreb, pudiéndolas adquirir ambas en Tiendas o Carnicerías Árabes, aunque la de Azahar también está disponible en los Súper Mercadona y Carrefour.

- Los Frutos Secos, que son avellanas, almendras, piñones, debes ser bien machados, hasta que sean trozos muy pequeños, pudiéndolo comprar de cultivo ecológico, de la Marca Gutbio, en ALDI por menos de dos euros, en el resto de los Súper suele ser habitual mezclarlos con semillas, que nos mataran el sabor del arroz con leche egipcio.

16.2. Arroz con Leche. Del Al Andalus al Egipto de los Faraones.

Truqueando:

Es un plato que se hace con ingredientes naturales, eso sí, nos hará engordar un par de kilos en una hora, así que difícil es buscar alternativas para que el tiempo de preparación sea menor, quizás lavarlos varias veces, para que el tiempo en remojo en agua hirviendo sea menor.

Si estamos muy desesperado de tiempo, podemos comprar un par de paquetes de Arroz con leche, marca Milsani, en el ALDI, que suelen venir en vasos de barro, untarlo de aceite y frutos secos en su parte superior, a continuación hornearlo unos minutos, echarle unas gotas de agua o aroma de Azahar decir que es CASERO, y suele "colar" como decimos por el Sur.

√ Dónde Comprarlo:

- Leche Entera fresca. Marca Milbona. LIDL. 1€ litro y/o Marca Carrefour. CARREFOUR. 1€ litro.

- Arroz Bomba. Marca La Villa. ALDI. 2,50€ y/o Marca La Fallera. CARREFOUR. +3€ y/o Marca Hacendado. MERCADONA. 3€.

- Arroz Grano Corto o Redondo. Marca La Villa. ALDI. 0,70€ y/o Marca Campo Largo. LIDL. 0,70€ y/o Marca Carrefour. CARREFOUR. +3€ y/o Marca Hacendado. MERCADONA. 0,70€.

- Azúcar de Caña Integral. Marca Azucarera. ALDI a 1,50€ y/o CARREFOUR a 1,75€ y/o MERCADONA a 1,75€.

17.
TÉ SHAY O TÉ NEGRO A LA MENTA.

"Una Cena de Egipto en Dos Horas"

17.1. Té Shay O Té Negro A La Menta.

4 pers. | Fácil | -1 €/pers. | Tiempo: -15 min.

D escubriendo:

El Té Negro, es el más habitual en Egipto, aunque muchos lo ignoran, que en los países árabes no hay plantaciones de Té, y el buen Te árabe, se prepara con hojas de te traídas de otro países, el Té Verde con hojas chinas, y él Té Negro con hojas de Ceylán y Kenia, aromatizado con menta y/o hierbabuena y azúcar, aunque las recetas son múltiples.

Lo que no es habitual es añadirle leche, eso es más típico de la India, y entre los países árabes que consumen té negro aparte de Egipto, existe un país, con plantaciones propias, situadas junto al Mar Negro, que se utilizaba para él Té Turco, siendo este país, Turquía uno de los mayores productores mundiales de Té negro, y a su vez, su mayor consumidor, además, los Te aromatizados, con Manzana o Naranja, son otras de sus pasiones tetiles.

√ **Utensilios:**

- Espátula de madera y cucharilla.
- Una Olla mediana.
- Una Tetera .
- Un juego de vasos de Té árabes.
- Un Colador.

√ **Ingredientes:**

- 1 Litro de Agua.
- 5 Cucharaditas de Té Negro.
- 10 Cucharaditas de Azúcar morena.
- Un manojo de menta.

17.1. Té Shay O Té Negro A La Menta.

√ **Lo Primero**:

- Encendemos la Radio con una música alegre de finde.
- Poner en la encimera el Té, la Menta, el Azúcar y los ingredientes a utilizar.
- Preparamos las Olla con un litro de agua.

√ **Preparación**

√ Paso 1:

- Ponemos a fuego medio la Olla con Agua.
- Calentamos el agua a unos 70 grados, sin que llegue a hervir.
- Y nos ponemos con el segundo paso.

√ Paso 2:

- Echamos unos 200cc de agua caliente en la tetera.
- Echamos las cinco cucharaditas de Té negro en la Tetera.
- Echamos las cinco cucharaditas de Azúcar morena en la Tetera.
- Esperamos dos minutos.
- Tiramos el agua de la tetera, recuperando las hojas del Té.
- Y nos ponemos con el tercer paso.

√ Paso 3

- Echamos las hojas de Té recuperadas en la Tetera.
- Echamos la mitad las Hojas de Menta en la Tetera.
- Echamos otras cinco cucharaditas de Azúcar morena en la Tetera.
- Echamos el puñado de piñones.
- Echamos los 800 cc de agua, a la Tetera.
- Y nos ponemos con el cuarto paso.

√ Paso 4:

- Ponemos la Tetera a fuego bajo, hasta que se caliente el agua, justo antes de hervir.
- Apartamos del fuego, y dejamos reposar unos minutos, máximo cinco.
- Y nos ponemos con el quinto paso.

17.1. Té Shay O Té Negro A La Menta.

√ Paso 5:

- Ponemos los cuatro vasos de Té, opcionalmente con una cucharada extra de azúcar morena.
- Echamos el Té, desde la tetera, a una distancia algo alta, sobre los vasos, sin que caigan restos de las hojas del té o de la hierbabuena de la tetera, pero que caigan una parte de los piñones, esto es lo más difícil de la receta, diría imposible si no somos tunecinos, siempre podemos utilizar una cucharadita para sacarlo manualmente de la tetera y ponerlos en los vasos de Té.
- Y nos ponemos con el sexto paso.

√ Paso 6:

- A beber, disfrutando de este sabroso té negro egipcio a la menta.

√ Aclaraciones:

- Azúcar moreno o blanca, es cuestión de gustos, aunque la morenita es más saludable, además de respetar la receta más tradicional.

- La Menta es difícil de obtener, como alternativa es comprar Hierbabuena fresca, como sustituto ya que es algo fácil de conseguir, en alguna frutería del barrio, además de en numerosos Súper, como Mercadona o Carrefour, aunque siempre existe la alternativa de comprar una plantita, y cultivarla en una buena maceta en nuestra casa.

17.2. Té Shay O Té Negro A La Menta.

Truqueando:

Conseguir autentico Te negro de Kenia, es más acorde a millonetis que a currantes, pero os dejo donde adquirirlo, por si tenéis un exceso de presupuesto, algo no habitual, y una segunda alternativa, más económica pero menos "chic":

⇨ Un sobrecito de Té negro de Ceylán, en 200cc de agua hirviendo a 100 grados, unas hojitas de menta, y en apenas cinco minutos podremos servirlo, rápido y económico.

Y él Te de Karkaday o Hibisco?

En realidad es una infusión, y lo primero es comprarlo, que no es fácil, preguntando por diferentes tiendas de Té o en la web www.dlang.es, siempre a precios para millonetis, y su preparación es simple:

En 1 Litro de Agua hirviendo, añadimos dos cucharaditas de Karkaday, dejamos reposar cuatro cinco minutos, y listo para beber, frio o caliente, es cuestión de gusto.

√ Donde **Comprarlo para Currantes:**

- Té Negro Ceylán. Marca Westmister. ALDI. +1€.

√ Donde **Comprarlo para Currantes:**

- Té Negro varios. El Club del Gourmet. El Corte Ingles. +5€ .

- Té Negro varios. www.latiendadelasespecias.com. La Tienda de las Especies. -5€.

- Té Negro Kenia. www.tetereta.com. La Tetera. -5€.

- Té de Karkaday o Hibisco. www.dlang.es.

18.
GIBNEY DOMYANI Y OTROS.

"Una Cena de Egipto en Dos Horas"

O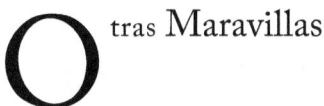 tras Maravillas:

√ Gibney domyati o el Queso Blanco:

El Domiati o Gibbneh Beda, es un queso tradicional, que puede mezclar leche de búfala, cabra y vaca, aunque originalmente solo era de Búfala, es el Queso Nacional de Egipto, consumido hace más de dos mil años, que guarda cierta similitud con el Queso Feta, con el cual está emparentado.

Multitud de platos, desde ensaladas o empanadillas o sambousak, lo incorporan, además de ser un acompañamiento o entrante, cortados en trozos finos y alargados, para saborearlo con delicadeza.

Adquirir el original o Domiati, es prácticamente imposible para presupuestos normales, pero en cambio, el Queso Feta, lo podemos adquirir en numerosos Súper, desde el Lidl al Carrefour, por un módico precio, y a menos que invitemos a un Chef Egipcio, será difícil que distingan la diferencia.

√ Salsa de Tahini o Acompañamiento:

El Tahini, Tahin, Tahina o es Pasta de Sésamo Tostado, receta ya varias veces milenaria, cuyo origen se cree de la Persia de los Aquemenidas, en donde se llamaba "ardeh" o comida divina, a las cuales solo tenían derecho los más poderosos nobles, como el conocido Jerjes que lucho y perdió contra los famosos 300 espartanos, y por esas fechas se empieza a consumir en la Grecia clásica, ya que no todo lo que llevaron los invasores persas era malo, como nos cuentan ciertas películas.

Entre sus propiedades, grasas saludables que nos evitan engordar, la Vitamina E que nos mantienen más jóvenes y venden en frascos carísimos, y diversos minerales que el cuerpo necesita para sobrevivir.

Aunque es una receta sencilla, pero el alto precio de las semillas de sésamo por estas Europa, debido a su venta como producto de moda, es más practico comprar un botecito que nos durara meses.

Servido en un pequeño bol, para mojar con pan pita, es un digno acompañamiento de las mejores Cenas Árabes.

Tahini autentico, sin aditivos ni extras, ECO, puedes conseguirlo, en la Sección Árabe del Carrefour, de la marca NaturGreen, por algo más de 3€, aunque también lo puedes adquirir en Tiendas y Carnicerías Halal, a precios muy inferiores.

√ Baklavas o Postres Egipcios:

Un dulce muy sabroso, pero muy rico en carbohidratos, que nos hará engordar fácilmente, su pasado es incierto, pero los turcos, ya grandes apasionados desde los tiempos del Imperio Otomano, lo llevaron a sus numerosos territorios conquistados, desde las Balcanes, Grecia incluida, al Magreb, siendo Egipto un protectorado de los otomanos durante, tradición pastelera o Baklavera que se conserva en parte.

Aunque otros dicen que su origen es esa Creciente Fértil o Mesopotamia, una de las cunas de la humanidad, donde el Imperio Asirio, ya la utilizan entre sus recetas, una versión más básica de la Baklava, y desde ahí, los avispados comerciantes griegos, lo importaron a su tierra natal, pero todo ello es discutible...

Es la típica receta, en la que eres un genio de la cocina y de paso funcionario con mucho tiempo libre, para prepararla, o eres un simple mortal, y lo mejor es comprarla ya elaborada, para consumirla como postre.

La Baklava lo puedes comprar en ofertas ocasionales en Lidl y/o Aldi por unos 4€ la bandeja o en algunas Tiendas Árabes, a un precio superior.

√ Frutos Secos, Dátiles, Aceitunas...:

Los países árabes son grandes aficionados a los frutos secos, como la almendra y los pistachos de los cuales son grandes apasionados los tunecinos, sin olvidar los dátiles, todo ello lo podemos servir como un acompañamiento en una pequeña bandeja.

18.0. Gibney Domyani y Otros

Aunque su consumo excesivo puedo hacernos engordar, su uso moderado nos aporta mucho Omega 3, sin necesidad de gastarnos los treinta euros de turno en esos pastillas que dicen poner la palabra mágica, pero que solo nos garantiza vaciar nuestra cartera, sin aportar nada a nuestra salud.

Olivas o Aceitunas de mil y un colores, ya sean verdes, negras, rojas, en otro de los acompañamientos obligados en cualquier Comida Egipcia, digna de tal nombre..

19.
ORGANIZANDO.

"Una Cena de Egipto en Dos Horas"

19. Organizando.

19.1 INTRODUCIÓN

Imaginemos al típico cocinero, en uno de esos restaurantes, que ocasionalmente vamos a cenar, que debe preparar comida para docenas de clientes, con docenas de platos diferentes, y cada comensal llega a una hora diferente, eso sí es organización, pero debemos tratar de imitarlo, si queremos conseguir preparar una cena digna, ya sea Árabe, Marroquí o Griega, para nuestros invitados, familia, o a esa chica o chico que queremos impresionar, si aún no lo tienes claro, el programa de Chicote, que va a restaurantes a rescatarlos, nos dará una visión más divertida de ello.

Aquí va esta mini Guía, de obligado cumplimiento:

√ Decide que platos o recetas vas a cocinar, primer paso.

√ Haz una lista y compra todos los ingredientes en día anterior, segundo paso.

√ Monta la mesa, con todos los cubiertos y el picoteo necesario, tercer paso.

√ Prepara todos los ingredientes por plato o receta, ordenados en la encimera o en una mesa, con los utensilios a utilizar, cuarto paso.

√ Empieza por los platos o recetas más entretenidos, ya sean principales o postres, utilizando los tiempos intermedios para los platos más rápidos o preparando los ingredientes de otros platos, quinto paso.

√ Termina preparando los platos o recetas más rápidas, sexto paso.

√ Relee esta lista, séptimo paso.

19. Organizando.

19.2 COMENZAMOS. DECIDE.

Decide que platos o recetas vas a cocinar, es el primer paso, si te lo saltas e improvisas no serán dos horas, más bien dos días, jejeje.

√ Los platos principales son muy laboriosos, y nadie se va zampar tres platos principales, si les pusiste abundancia de entrantes y acompañamiento, elige uno o dos de la recetas.

√ Utiliza abundante acompañamientos, como Olivas o Aceitunas, Frutos secos, Dátiles, Encurtidos.

√ El Pan de Pita en este caso, es laborioso de preparar, compra un buen pan, te saldrá más económico en tiempo y dinero que prepararlo contra el reloj.

√ Algunos entrantes, como el Baba Ghanoush o Crema de Berenjenas, son fáciles de preparar, prepáralo con unos días de antelación y pruébalo, te encantara, y al final siempre tendrás un kilo en tu nevera, sin tener que prepararlo en tu casa a última hora.

19.3 COMENZAMOS. LA LISTA

Haz una lista con los ingredientes necesarios y cómpralos todos el día anterior, pues a última hora, las colas infinitas de olvidadizos, algo muy habitual, te llevarán todo la tarde solo adquirirlos.

√ La Lista debe incluir las especies faltantes de tu despensa, algo habitual.

√ La Lista debe incluir las carnes y verduras a utilizar, mejor que sobre que falte.

√ La Lista, debe incluir a que supermercado debes ir a comprar cada ingrediente, sino al final, al día siguiente verás que te faltó algo, y tendrás que volar para adquirirlo, es una experiencia muy habitual.

√ Ya saliste el día anterior a hacer tu compra, y NO olvidaste la Lista, que mientras compras, revisamos dos veces la lista.

√ Para terminar esta tarde de compras, nos vamos a una cafetería o bar, a tomarnos algo como merecido descanso, y si es en compañía mejor aún.

19. Organizando.

19.4 COMENZAMOS. LA MESA

Montar la mesa, con todos los cubiertos y el picoteo necesario, es lo primero que debemos hacer antes de ponernos a cocinar.

√ Unos manteles estío árabe o marroquí, nos darán autenticidad, los puedes conseguir en Tiendas Árabes, o en una Escapada de fin de Semana a Tánger, o quizás en alguna oferta ocasional en Lidl/Aldi, como el que escribe.

√ Montar a continuación la cubertería, empezando por los platos, vasos, servilletas, y sin olvidar, en la parte central las bandejas para nuestros próxima cena.

√ Las bebidas, en su espacio correspondiente, y los platitos de acompañamiento, con las olivas o aceitunas, otro con los frutos secos, otro mas con dátiles e higos, las opciones son múltiples.

√ El Pan de Pita y las Salsas ya preparadas, como el Tahine, ya se pueden incorporar a la mesa, eso sí, podemos cubrirlos con papel film o de aluminio para protegerlos de las inclemencias.

19.5 COMENZAMOS. PREPARA

P repara todos los ingredientes por plato o receta ordenados en la encimera o en una mesa con los utensilios a utilizar, te hará volarrr.

√ Colocar en la Encimera todas las especias o condimentos a utilizar con todas las recetas, y de paso, los cuchillos y utensilios básicos.

√ En la Encimera si es gigante, o en una mesa auxiliar, agrupados cada receta en una bandeja, los ingredientes específicos para cada plato, desde verduras a carnes, y a su lado, si necesitamos una olla o fuente especial, como este ejemplo:

El Beram o Cazuela de Barro, para el Full Medames o las Gambari, son exclusivas de estos platos, ponlo junto a los ingredientes de esta receta (carnes, marisco, verduras y condimentos).

√ Vuelve a revisar que cada receta tenga una bandeja con sus ingredientes asignados, y los utensilios especiales que necesita por supuesto, que estén al lado de donde se va a cocinar, no vale estar en el Salón.

19. Organizando.

19.6 COMENZAMOS. A LA LUCHA

Empieza por los platos o recetas más entretenidos, ya sean principales o postres, utilizando los tiempos intermedios para los platos más rápidos o preparando los ingredientes de otros platos.

√ La Ensalada de Tahini y la ensalada de Yogurt con Rábanos, que necesita reposar en la nevera, y que solo tardaremos 15 minutos, sería lo primero.

√ El Falafel, cuya preparación nos llevaría menos de 15 minutos, sería el segundo plato, y de ah, a la nevera a reposar media hora y lo mismo s puede aplicar a las Albóndigas o Keftas.

√ El Beram de Full Medames o Habas, cuya preparación son 15 minutos, sería el siguiente proceso, y luego al fuego, para que se cocine solo.

√ Al horno las Berenjenas, para el Baba Ghanoust, sería lo siguiente, dejándolas solita unos treinta minutos.

√ Ahora a facebookear un rato, NOOO, ahora toca los platos rápidos...

19.7 COMENZAMOS. TERMINANDO O NO

A preparar los platos o recetas más rápidas, y de paso, ir terminando los platos principales.

√ Los Gambari o Gambones, fáciles de preparar, ahora es su turno.

√ Vamos formando las albóndigas de Kefta, mientras se calienta el aceite en la Sartén, para freírlas a continuación, y luego al Horno cinco minutos, y casi listo.

√ Vamos formando los filetes o bolas de Falafel, mientras se calienta el aceite nuevo en la Sartén, para freírlas a continuación, y luego a emplatar, previo secado con una servilleta de papel.

√ El Arroz con Leche, receta sencilla pero de larga cocción, ya pueden ir al fuego.

√ No debemos olvidar las Berenjenas del Horno, para sacarles la carne e ir preparando el Baba Ghanoush.

√ Recordamos, que ocasionalmente hemos mirado el Full Medames, por si necesitara un extra de agua, que ya debería estar terminado, solo es colocarlo encima de una Tabla de madera y a la mesa.

√ El Sultat Bitatis o Patatas, no nos dio tiempo en esta ocasión a prepararlo, pues hacer todos los platos no es una buena opción, en Dos Horas.

19.8 COMENZAMOS. FINALIZANDO

Ring, ring, ring, el dichoso timbre o móvil, ya llegan los invitados, le decimos lo de siempre, en cinco minutos bajo a abrirosss. .

√ Volamos mientras colocamos los últimos platos en la mesa.

√ Volamos más rápido mientras nos damos una ducha rápida de seguridad anti olores.

√ Volamos más rápido aún, si es posible, mientras nos cambiamos de ropa, y el timbre sigue sonando sin pararrr.

√ Por fin, ya bajamos abrir la puerta…

√ Y el Té?, se debe preparar cinco minutos antes de tomarlo, así que cuando estemos finalizando la cena, toca levantarse a hacerlo.

√ Importante, disfruta la cena con tus invitados y de paso, no olvidar tomar la típica foto con el móvil, para luego subirlas a las redes, y vacilar un rato…

20.
REPASANDO.

"Una Cena de Egipto en Dos Horas"

20. Repasando.

Las eternas excusas para no cocinar o no dar un recibimiento digno a nuestros invitados, son siempre las mismas, el TIEMPO y el NO ME SALE, con respecto al primero, hemos visto que en un par de horas y un poco de organización, cualquier mortal, aunque no sea un Chef de renombre, puede salir airoso, así que ya está desmontado ese mito eterno del Tiempo.

La PASIÓN no acepta el "no me sale" o es imposible, hacer las actividades de nuestra vida con pasión, hacen que nos enamoremos con más intensidad, que disfrutemos más de nuestro trabajo, que las sonrisas sean más sinceras, que nuestra vida sea más feliz.

√ Cada País o Civilización tiene su historia de la cual forma parte la Gastronomía, aprender unos retazos y compartirlo con nuestros invitados, contando algunas historias de los platos a servir, enriquece esa Cena especial que queremos destinar a nuestra familia, a nuestros amigos o esa persona especial que pretendemos enamorar.

Siempre habrá algunos que podrán una tercera excusa, el precio, siendo capaces de despilfarrar cien euros en un tapeo de calidad dudosa, pero destinar unos treinta euros para una cena digna para seis personas, apenas cinco euros por invitado, les parece excesivo, es decir, les duele pagar 1€ por un litro de leche fresca de calidad, pero no dos euros por un Café en un Bar Chic, esas paradojas que nos trae una sociedad del consumo algo irracional…

√ La Gastronomía Egipcia, saludable y milenaria, con pocas modernidades de cartón piedra, es lo suficiente digna para ser probada, olvidándonos de prejuicios basados en el desconocimiento…

www.ingramcontent.com/pod-product-compliance
Lightning Source LLC
Chambersburg PA
CBHW062147280526
45788CB00001B/335